MEDICINA TRADICIONAL CHINA

Si este libro le ha interesado y desea que lo mantengamos
informado de nuestras publicaciones, puede escribirnos a
comunicacion@editorialsirio.com,
o bien suscribirse a nuestro boletín de novedades en:
www.editorialsirio.com

Diseño de portada: Editorial Sirio, S.A.

© de la edición original
José antonio Gallardo Arce

© de la presente edición
EDITORIAL SIRIO, S.A.

EDITORIAL SIRIO, S.A.	NIRVANA LIBROS S.A. DE C.V.	DISTRIBUCIONES DEL FUTURO
C/ Rosa de los Vientos, 64	Camino a Minas, 501	Paseo Colón 221, piso 6
Pol. Ind. El Viso	Bodega nº 8,	C1063ACC
29006-Málaga	Col. Lomas de Becerra	Buenos Aires
España	Del.: Alvaro Obregón	(Argentina)
	México D.F., 01280	

www.editorialsirio.com
sirio@editorialsirio.com

I.S.B.N.: 978-84-16579-39-6
Depósito Legal: MA-1434-2015

Impreso en Imagraf Impresores, S. A.
c/ Nabucco, 14 D - Pol. Alameda
29006 - Málaga

Impreso en España

Puedes seguirnos en Facebook, Twitter, YouTube e Instagram.

Cualquier forma de reproducción, distribución, comunicación pública o transformación de esta obra solo puede ser realizada con la autorización de sus titulares, salvo excepción prevista por la ley. Diríjase a CEDRO (Centro Español de Derechos Reprográficos, www.cedro.org) si necesita fotocopiar o escanear algún fragmento de esta obra.

José Antonio Gallardo Arce

MEDICINA TRADICIONAL CHINA

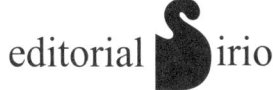

*A los maestros que me enseñaron,
y especialmente al Dr. Jose Luis Padilla Corral,
de la Escuela Nei Jing.
A mi amigo Manuel Montenegro Márquez
por su ayuda en la informatización de éste libro.*

Prólogo

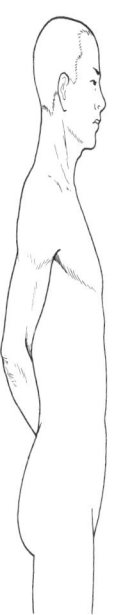

La Acupuntura es una parte de la Medicina tradicional china, ciencia terapéutica milenaria que ha sobrevivido a lo largo de los tiempos y sin embargo, todavía no es reconocida en su verdadera dimensión.

Trataremos, a través de este texto, de hacerla más comprensible para aquellos lectores que tengan interés en conocer los sencillos mecanismos por los que actúa, mejorando y curando cientos de enfermedades.

La Acupuntura no tiene nada que ver con las paraciencias, donde algunos han pretendido incluirla; es lamentable ver cómo a esas campañas de desprestigio se suman algunas multinacionales farmacéuticas e incluso algunos sectores de la medicina ortodoxa.

Tengo la esperanza de que estas campañas sean por ignorancia, y no solo por motivos económicos. Hay que recordar que, antes de que Hipócrates y Galeno nacieran, la Acupuntura tenía varios milenios de existencia.

El tiempo y la experiencia demuestran, con una lógica indiscutible, su valor terapéutico y su gran aceptación en Occidente.

El ser un médico titulado por una facultad de Medicina, no quiere decir que se tenga el monopolio de todo lo que involucra la sanación del ser; asimismo, un laboratorio fabricante de drogas tampoco tiene la exclusividad de sanar a un enfermo. De ser así, sobraría cualquier otro tipo de terapias alternativas.

Es el paciente el que se «sana», y todos los demás solo son intermediarios que, aun sin saberlo, contribuyen al «despertar» del enfermo, siendo éste el que verdaderamente se cura.

Así piensa la Medicina Tradicional China, una verdadera ciencia ancestral, una filosofía natural y cósmica que nació en épocas muy remotas y que aún hoy causa la admiración de doctos y profanos, por ser un verdadero «arte de sanar» basado en el descubrimiento de que el cuerpo humano es un sistema energético y, como tal, sujeto al continuo fluir de esa misma energía universal que lo mantiene y lo sustenta.

CAPÍTULO 1

Breve Historia de la Acupuntura

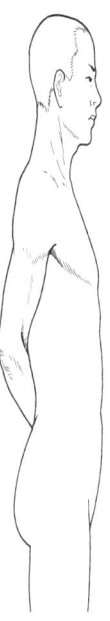

La Acupuntura es una ciencia que se remonta a más de 5000 años de antigüedad. Su obra cumbre es el NEI-CHING y se cree que su autor fue el emperador Hoang-Ti, llamado también el emperador amarillo. El Nei-Ching son escritos que relatan, entre otras cosas, el diálogo entre el emperador y su médico. Consta de dos partes: el SO-OVEN, que es de Semiología, y el LING-SHU, que describe el tratamiento con agujas.

El emperador amarillo hizo mucho por la salud moral y física de su pueblo, así como por cosas tan diversas como la moneda, la escritura y un largo etcétera. Junto con otros sabios, estaba Fu-hi, al que se le atribuyen, entre otras cosas, la creación del «Pakua» u Octograma de Fu-hi.

Luego vendrá la época de Confucio y el Taoísmo, cuando probablemente apareció el NEI-CHING, en la dinastía Choung. Mas tarde aparecerá un tratado sobre los pulsos. En el año 590 A.C. es llevada al Japón.

En Europa se la conocerá por los misioneros jesuitas que volvían de China. Un cónsul francés en China fue testigo de las maravillosas curas que realizaban los acupuntores chinos cuando diferentes epidemias asolaban aquel país. Al regresar a Francia, publicó un libro titulado: «Compendio de la verdadera Acupuntura china».

¿Qué es la Acupuntura

La Acupuntura es una rama de la Medicina Tradicional China, una medicina milenaria que utiliza unas agujas y el calor para curar innumerables enfermedades.

La palabra ACUPUNTURA deriva del latín: *acus* = aguja y *punctura* = punzada. En chino es Tohen-ziu. En cuanto al calor, se utilizan unos pequeños granos, conos o unos cilindros de artemisa prensada (una planta que produce elevada temperatura al ser quemada). Se denominan MOXAS.

Los chinos se dieron cuenta que la energía era el origen del Universo manifestado, por ese motivo utilizaban las agujas. Para dirigir esa energía, las clavaban en lugares muy precisos del cuerpo humano; esos puntos están situados en unos canales o meridianos (Chings, en chino) que se reparten por todo el cuerpo.

Esa energía universal a la que llamaron el Qi (soplo), que en el concepto moderno no es más que la energía cósmica, se muestra bajo dos formas diferentes y opuestas, pero complementarias, llamadas YANG y YIN, siendo YIN lo negativo, femenino, y YANG lo positivo, masculino.

Para que el ser se encuentre sano, estas dos fuerzas tienen que estar en equilibrio, su desequilibrio provoca enfermedad. Es decir, en el concepto chino, la enfermedad no es más que un desequilibrio energético; si se restablece este desequilibrio, el ser sana.

Para modificar ese desequilibrio, utilizaban el diagnóstico que se realizaba mirando la lengua del paciente, palpando y sobre todo, por la toma de los pulsos, que se hacía de forma diferente que en Occidente. Una vez realizado el diagnóstico, se pinchaba el meridiano afectado, sedando o tonificando unos puntos muy precisos; hecho lo cual, el paciente sanaba al restablecerse la correcta circulación de la energía.

CAPÍTULO 2

La Energía

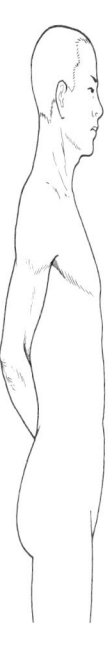

Los chinos pensaban (y no estaban equivocados) que la ENERGÍA era la manifestación del Universo y éste era la manifestación del TAO. Energía en chino es CHI (QI), es el «SOPLO,» es la Energía vital. A la pregunta: ¿Qué es el TAO?, se puede responder, como decía Lao-Tsé, en el Tao Te Ching: «El TAO que puede ser nombrado NO es el TAO absoluto» Esta manifestación de la energía se divide en dos, ha nacido LA DUALIDAD y con ella, la expansión y la contracción. La creación ha empezado, pero también la destrucción. Es la manifestación del mundo físico, que los chinos representarán por dos fuerzas opuestas, pero a la vez complementarias. EL YIN y el YANG, dos aspectos de la

Energía; lo representaban por un círculo dividido por la mitad por una línea en forma de ese (S).

El círculo simboliza el TAO, donde Yang esta representado por la parte clara y el Yin por la oscura.

El punto de diferente color en la parte contraria representa el embrión del yang en el yin o yin en el yang.

De este modo, sabemos que yang es lo masculino y yin lo femenino.

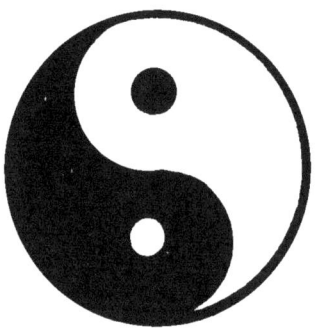

Figura 1

En la naturaleza tenemos:

YIN	YANG
Frío	Calor
Oscuridad	Luz
Invierno	Verano
Agua	Fuego
Reposo	Movimiento
Noche	Día
Materia	Energía

De esta forma se relacionaron los aspectos funcionales, la Anatomía, etc.

El yang y el yin no son estáticos, sino dinámicos; es decir, no hay nada absoluto en la naturaleza, todo es cambiante. Así, por ejemplo, cuando empieza a declinar la noche, comienza el nuevo día, o cuando el sol está en el cenit, es el yang supremo o mediodía; instantes después, empieza a declinar hasta ponerse en el horizonte, sería el yang mínimo; el nadir, es medianoche, o sea, el yin supremo, etc.

Es por lo que la MEDICINA TRADICIONAL CHINA (M.T.CH.) considera al ser humano como un micro-cosmos, sujeto a las mismas leyes naturales, a sus cambios y a la circulación de la Energía; y en su equilibrio, está el secreto de la Salud.

El libro donde se habla del yin y del yang es el de las Mutaciones o de los cambios, en chino el I CHING, un libro de oráculos basado en ocho trigramas (PA KUA), cuyo autor, se dice, fue el sabio Fu Hi.

Representaban el yang por una línea entera (———), y el yin por una partida (— —). Consideró que éstas representaciones eran estáticas y, como en el Universo todo es dinámico, añadió otras dos líneas (lo dinámico); doblando éstas, quedaban cuatro biogramas, cuya línea superior representaba el cielo y la inferior la tierra. A estos biogramas se les añadió una línea más, que representaba al hombre y los demás seres, como elementos del cosmos: de esta manera surgieron los trigramas.

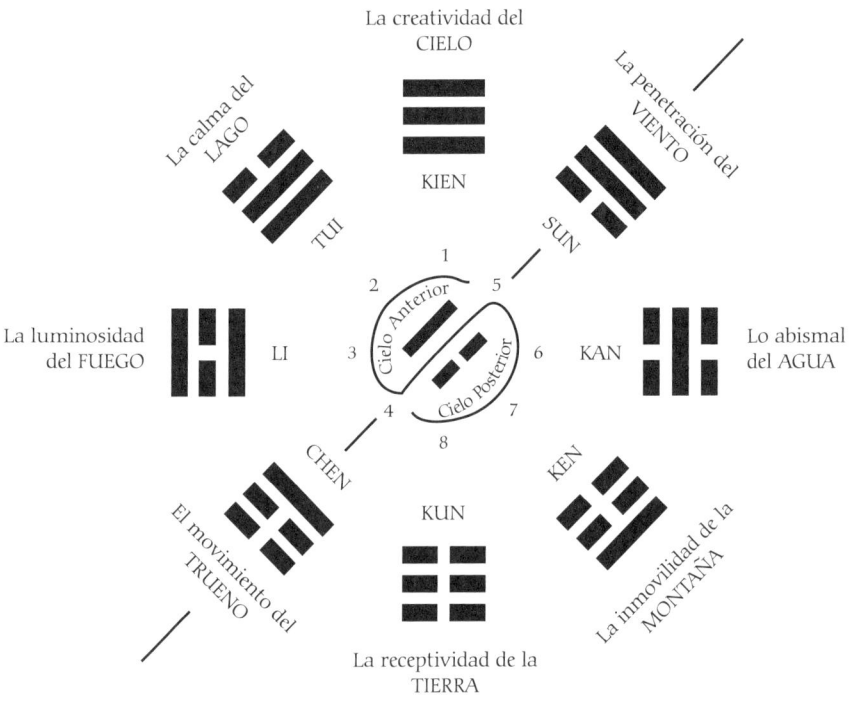

Figura 2. Pa Kua de FU-HI

El primer trigrama: KIEN, el Cielo o Yang Supremo, representado por tres líneas enteras (el padre).
El segundo trigrama: KUN, la Tierra, o yin supremo, representada por tres líneas partidas (la madre).
El tercer trigrama: CHEN, el Trueno, el movimiento, la madera (el hijo mayor), representado por la línea inferior entera y las superiores partidas.
El cuarto trigrama: KAN, el Agua, lo abismal (el segundo hijo), la línea inferior y la superior partidas, la del centro entera.

El quinto trigrama:	KEN, lo inmóvil, la Montaña (el hijo menor). Línea superior entera y las dos inferiores partidas
El sexto trigrama:	SUN, la penetración, el Viento (la hija mayor). Dos líneas enteras superiores y una inferior partida.
El séptimo trigrama:	LI, lo brillante, el sol, el Fuego (la segunda hija). Líneas superior e inferior enteras y la del centro partida.
El octavo trigrama:	TUI, lo apacible, el Lago, (la hija menor). Línea superior partida y las otras dos enteras.

Obsérvese que hay tres masculinos y tres femeninos, es lo dinámico y se expresa por el desplazamiento de una línea. Lo yang será siempre impar y lo yin, par.

Cuando se combinan los ocho trigramas superponiéndolos, resultan 64 hexagramas de seis líneas. Según los chinos, estos 64 hexagramas representarían las principales combinaciones básicas de los acontecimientos en los que pueda estar un ser, de ahí que sea un libro de oráculos. Más adelante, veremos su relación con los meridianos.

CAPÍTULO 3

Los Meridianos

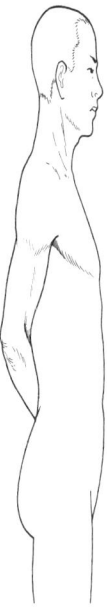

En el cuerpo humano, paralelas a la superficie de la piel, hay unas vías situadas simétrica y verticalmente que lo recorren, representando al órgano y su función, por donde circula la energía.

Estas vías o caminos reciben el nombre de Chings (del chino, *conductos*). Son doce y se les llama meridianos principales, por los que circula la energía pura o «Yong».

Existen también otros meridianos llamados maravillosos o extraordinarios y son ocho, de los cuales dos, el Vaso Concepción y el Vaso Gobernador, son muy importantes porque actúan como reguladores de los excesos Yang, que desbordarán en el VG, y de los excesos Yin, en el VC. La regulación entre ambos se efectúa en unos puntos de entrada y salida, a nivel de la boca y del ano.

Esta circulación muy particular se llama «LA PEQUEÑA CIRCULACIÓN DE LA ENERGÍA». Los seis vasos restantes los estudiaremos más adelante.

Meridianos Tendino Musculares

Existen otros doce meridianos, llamados tendino-musculares. Su trayecto es como el de los meridianos principales, con ligeras variantes; tienen también numerosas ramificaciones y vasos secundarios y defienden al cuerpo del exterior, sobre todo de los elementos climáticos, como el frío-calor, sequedad-humedad, etc.

Reciben su energía de los órganos en unos puntos específicos (puntos Tsing), situados generalmente en los dedos de las manos o de los pies. Por esos meridianos, canales o vías, circula la energía impura o defensiva (energía OE).

Vasos Secundarios

Son aquellos que conectan dos o más meridianos, como los vasos «LO», que unen los meridianos principales con sus respectivos meridianos «acoplados». Tienen puntos definidos, así cada meridiano Yang está conectado con una víscera Yang y cada Yin, con un órgano Yin.

En los brazos hay tres meridianos Yang y otros tres Yin, y en las piernas lo mismo, tres Yang y tres Yin. Los meridianos Yang de los brazos empiezan en los dedos de las manos y terminan en la cara. Los Yang de las piernas empiezan en la cabeza y terminan en los dedos de los pies.

Los meridianos Yin de las piernas empiezan en los dedos de los pies, finalizando en el tórax. Los Yin de los brazos empiezan en el tórax y terminan en los dedos de las manos.

Cada meridiano Yang se conecta con otro meridiano Yang en la cabeza; y los Yin, con otro Yin en el tórax.

Circulación de la Energía

La energía circula por los meridianos desde el día del nacimiento del ser hasta su muerte. Cuando éste nace, con la primera inspiración, el aire penetra en sus pulmones y al igual que cada dos horas se levanta una constelación, cada dos horas, la energía pasará de un órgano a otro.

Este movimiento lo realiza la energía en un horario muy preciso que se mantendrá hasta la muerte del ser. Es el siguiente:

TABLA DE HORARIOS					
DE	A	ÓRGANO	DE	A	ÓRGANO
3 h	5 h	Pulmón	15 h	17 h	Vejiga
5 h	7 h	Intestino Grueso	17 h	19 h	Riñón
7 h	9 h	Estómago	19 h	21 h	Maestro C.
9 h	11 h	Bazo-Páncreas	21 h	23 h	Triple R.
11 h	13 h	Corazón	23 h	1 h	Vesícula B.
13 h	15 h	Intestino Delgado	1 h	3 h	Hígado

En estas columnas observaremos que: Pulmón-Intestino grueso son meridianos acoplados, de igual manera los son Estómago-Bazo-Páncreas; Corazón-Intestino Delgado; Vejiga-Riñón; Maestro Corazón-Triple Recalentador y Vesícula Biliar-Hígado.

Se observa que la energía circula cada dos horas por cada meridiano, siguiendo el orden de LA GRAN CIRCULACIÓN, y siendo un meridiano yin y otro yang.

Puntos Chinos

Si la circulación de la energía se bloquea en un meridiano determinado, se produce dolor; es decir, al no circular correctamente la energía, el meridiano se desborda y entra en acción la energía defensiva (OE).

Cada meridiano tiene un número de puntos, algunos de los cuales tienen funciones específicas y pueden actuar sobre su meridiano; se llaman en general PUNTOS COMANDO y tienen diferentes funciones, que son:

Punto de sedación: Disminuye la energía del meridiano y de su órgano.
Punto de tonificación: Aumenta la energía del meridiano y su órgano.
Punto fuente: Puede aumentar o disminuir la energía de su meridiano y su órgano y alcanza a éste; parece ser que funciona automáticamente, tonificando o sedando según las necesidades del organismo y se debe usar con cuidado cuando necesitemos aumentar la tonificación.
Punto de pasaje: Es el que conecta al meridiano con su acoplado, equilibrando la energía con los otros meridianos cercanos.
Puntos de asentimiento: Son puntos de la espalda que representan a cada órgano, a lo largo del meridiano de la Vejiga; se llaman IU y actúan directamente sobre el órgano con acción sedante.
Puntos de alarma: Se llama MO y están localizados en la cara anterior del tronco; se caracteriza por hacerse espontáneamente dolorosos cuando son presionados y cuando el órgano de su meridiano respectivo está enfermo. Su acción es, en general, tonificante.
Puntos de reunión: Son aquellos donde los meridianos se conectan entre ellos por vasos secundarios.
Puntos fuera de meridiano: Como su nombre indica, son los que están situados fuera de los meridianos, pero su acción terapéutica está fuera de toda duda. Se conocen por su nombre en chino y se sitúan repartidos por todo el cuerpo.

Puntos especiales: Se los conoce con el nombre de puntos ROÉ, y actúan sobre algunas funciones, tejidos u órganos.

Puntos de los cinco elementos: Son los que están situados entre el codo y las puntas de los dedos de las manos y entre la rodilla y las puntas de los dedos de los pies; son cinco, correspondiendo a cada uno de los elementos (fuego, tierra, metal, agua y madera).

Para designar los puntos chinos se acordó que se los nombraría según al meridiano al que pertenecieran y, siguiendo el orden de La Gran Circulación de la Energía, un número para cada punto. A cada meridiano se le asignó un número romano.

Como el movimiento de la energía empieza por el meridiano del Pulmón, se le asignó el número romano I; a continuación el número II, Intestino grueso; el III, Estómago; el IV, Bazo; etc., hasta terminar con el Vaso de la Concepción. Así, el Riñón es VIII, Pulmón es I, Corazón es V, etc.

En cuanto a los puntos, se les asigna el número de orden seguido del nombre del órgano. Así tenemos por ejemplo: 3 Riñón; 4 Intestino grueso; 25 Vejiga, etc. Cada punto tiene su nombre propio en chino y su propio ideograma, que nos dará muchas veces el porqué del nombre del punto y nos develará el «misterio» de su acción.

Los puntos generalmente están situados en una depresión, y cuando se pasa el dedo ejerciendo una ligera presión sobre él, se «siente» como un pequeñísimo bultito en el fondo de esa depresión. Ese «sentir» se adquiere con tiempo y paciencia hasta conseguir la experiencia necesaria.

El punto es pequeño (2 mm de diámetro). Se deben conocer todos los puntos y su perfecta localización.

Una vez localizado el punto, también se le utiliza como referencia y a partir de él hay unas distancias que se miden en pulgadas chinas, que equivalen a un través de dedo y por espacios proporcionales.

Teoría de los Cinco Elementos

La teoría de los cinco elementos es de gran importancia en La Medicina tradicional china, y más en el estudio de la acupuntura, siendo estos elementos «fuerzas energéticas» de la naturaleza que realizan los «sucesos» en el Universo. Esa dualidad de YIN-YANG al manifestarse, crea a través de los cinco elementos todo lo que existe, sean cosas o fenómenos.

Los cinco elementos son: FUEGO, TIERRA, METAL, AGUA y MADERA

Constituyen una serie de correspondencias a todo nivel, como vemos en la siguiente tabla:

ELEMENTO	MADERA	FUEGO	TIERRA	METAL	AGUA
TABLA DE LOS CINCO ELEMENTOS					
PLANETA	Júpiter	Marte	Saturno	Venus	Mercurio
DIRECCIÓN	Este	Sur	Centro	Oeste	Norte
ESTACIÓN	Primavera	Verano	Canícula	Otoño	Invierno
ÓRGANO, Sang	Hígado	Corazón	Bazo	Pulmón	Riñón
VÍSCERA, Fou	V. Biliar	I. Delgado	Estómago	I. Grueso	Vejiga
CLIMA	Ventoso	Cálido	Húmedo	Seco	Frío
COLOR	Verde	Rojo	Amarillo	Blanco	Negro
SENTIDOS	Vista	Palabra	Gusto	Olfato	Audición
SABOR	Ácido	Amargo	Dulce	Picante	Salado
EMOCIÓN	Cólera	Alegría	Obsesión	Tristeza	Miedo
ALIMENTA A	Músculos Uñas	Pulso Tez	Tej. ctvo. Labios	Piel Vello	Huesos Cabellos
NOTA MUS.	Do	La	Mi	Re	Sol
ENER. DINAM.	Sangre	En. Psíq.	En. Fís.	En. Vital	Voluntad
OLOR	Rancio	Quemado	Perfumado	Cárneo	Pútrido
EXPRESIÓN	Grito	Risa	Canto	Sollozo	Gemido
ASP. PSÍQ.	Hun	Shin	I	Po	Tsching
VALORES PSIQUICOS	Espíritu	Concienc.	Ideas	Espiritu animado	Ambición
ALIMENTOS	Mijo Carnero	Trigo Pollo	Centeno Buey	Arroz Caballo	Guisantes Cerdo
ESFUERZO	Abuso ocular	Abuso de caminar	Abuso de estar sentado	Abuso de estar acostado	Abuso de estar de pie

Estos elementos se generan unos a otros, en el siguiente orden:

Ley de Generación   La madera genera el fuego, el fuego genera la tierra, la tierra el metal, el metal el agua, el agua la madera; así los elementos generarán todos los fenómenos existentes. En esta generación, el elemento que engendra se llama madre y el engendrado sería el hijo; de ésta forma cada elemento es madre del que le sigue e hijo del anterior. Es la Ley de Generación.

Si esta generación de los elementos continuara sin algo que la frene, se desbordaría produciendo un desequilibrio; pero, en la misma naturaleza existe otra ley que se opone a esta continua generación, y dice:

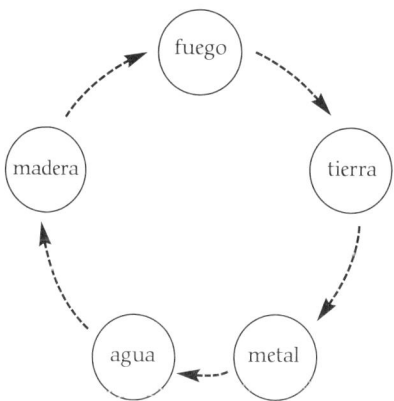

Figura 3

Ley de Dominancia La madera domina a la tierra (la aglutina), las raíces del árbol la penetran. La tierra domina al agua (la frena absorbiéndola). El agua domina al fuego (lo apaga). El fuego domina al metal (lo funde). El metal domina a la madera (la corta).

Estas dos leyes actúan simultáneamente generando y frenando; así se conservará el equilibrio. En la naturaleza se ve la aplicación de estos cinco elementos en las estaciones, correspondiendo a cada una su elemento.

Así tenemos: La madera corresponde a la primavera. El fuego al verano. La tierra a la canícula (los chinos tenían una estación más, que la situaban entre el verano y el otoño, que era cuando se recogía el cereal). El metal corresponde al otoño, y el agua al Invierno.

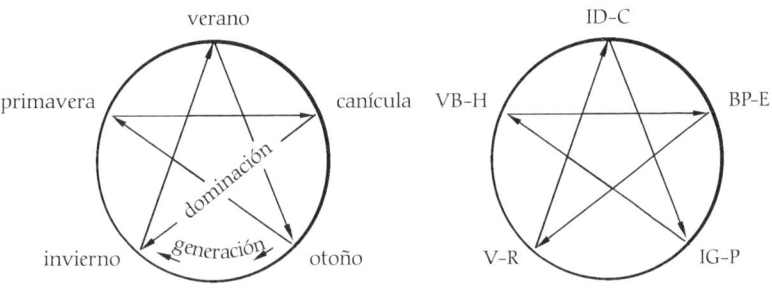

Figura 4   Figura 5

En la Anatomía humana estas leyes se corresponden con un órgano Yin y una víscera Yang. Solo el elemento fuego tiene cuatro funciones u órganos que son: el fuego príncipe (Corazón-Intestino Delgado), y fuego ministro (Maestro Corazón-Triple Recalentador). Observamos que aparte de ser uno yin y otro yang, son meridianos acoplados.

Aplicando esto a los órganos, tenemos que:

ÓRGANO	Es Madre del	Es Hijo del
Hígado	Corazón	Riñón
Corazón	Bazo P.	Hígado
Bazo P.	Pulmón	Corazón
Pulmón	Riñón	Bazo P.
Riñón	Hígado	Pulmón

De éstas relaciones derivan todas las reglas de tonificación y de sedación. Así, tonificando a la madre se tonifica el hijo; tonificando el riñón se tonifica el hígado; tonificando el hígado se tonifica el corazón. La sedación del hijo seda a la madre; sedando el hígado se seda el riñón; sedando el riñón se seda el pulmón.

Pero la tonificación del que domina seda al dominado; tonificando el hígado se seda el bazo páncreas.

Cada órgano y su víscera tienen más actividad en su correspondiente estación.

En primavera: hígado, vesícula biliar.

En verano: corazón, intestino delgado, etc. De igual modo, cada elemento tiene su propio punto: son los llamados «puntos de los cinco elementos», situados entre el codo y los dedos de las manos y entre las rodillas y los dedos de los pies.

Puntos de los Cinco Elementos

Hay cinco de éstos puntos en cada meridiano, sus nombres en chino son: TSING (Madera), IONG (Fuego), IU (Tierra), KING (Metal), HO (Agua).

Puntos TSING: Se hallan en la punta de los dedos y de ellos sale le energía en primavera; corresponden a la madera en los órganos yin y al metal en los yang.

Puntos IONG: Se ubican en las manos y en los pies y son los segundos o los penúltimos puntos de su meridiano; son fuego en el yin y agua en los yang y pertenecen al verano.

Puntos IU: Están en las manos o en los pies y son tierra en los yin y madera en los yang; corresponden al fin del verano.

Puntos KING: Situados cerca de las muñecas o en la garganta de los pies y pertenecen al otoño; su energía es más calma.

Puntos HO: Situados cerca de las rodillas o de los codos, son agua en los yin y tierra en los yang. La energía se profundiza y corresponden al invierno.

Se puede tonificar o sedar actuando en cualquiera de los cinco puntos de un meridiano, que correspondan a los cinco elementos. Se pueden activar de diferentes formas: con los puntos de asentimiento, o con las estaciones (fuego en verano, madera en primavera, etc.).

Igualmente se puede tonificar el órgano que entrará en su estación (tonificar el hígado antes de finalizar el invierno; o tonificar el pulmón antes de que finalice el verano, etc.).

En los meridianos yin, el primer punto, en la punta de los dedos, corresponden a la madera; el quinto punto, cerca del codo o la rodilla, al agua. En los meridianos yang, el punto de la punta de los dedos es metal, y el quinto es tierra.

En los meridianos yang existe un sexto punto, denominado IUANN, correspondiente al punto fuente; pero en los meridianos yin, IU y IUANN son los mismos.

La totalidad de estos puntos, que suman 66, son los llamados «LOS 66 PUNTOS ANTIGUOS» y son fundamentales para comprender el equilibrio de la energía que circula por los meridianos.

Por tanto, todos los puntos de tonificación y de sedación se basan en la teoría de los cinco elementos, es decir, en la relación MADRE-HIJO.

Su-Wen

El SU-WEN (Texto de la M.T.CH.) describe los cinco reinos mutantes que, a partir de la posición que ocupa el hombre en la tierra, éste se orienta respecto a su posición y ve que tiene un arriba y un abajo (un cenit y un nadir) y que surgen las cuatro orientaciones: norte, sur, este y oeste; y nos dice literalmente:

Del ESTE	surge el color verde-azul que engendra el viento, el viento que produce la madera, que genera el sabor ácido; el ácido que nutre al hígado, que genera los tendones; los tendones que generan el corazón, y el hígado que controla los ojos.
Del SUR	surge el rojo que engendra el calor que produce el fuego, que da el sabor amargo, que nutre al corazón; el corazón produce la sangre, que sustenta al bazo. El corazón domina la lengua.
Del CENTRO	surge el color amarillo que genera la humedad, que produce la tierra, da el sabor dulce, nutre el bazo; el bazo produce la carne, que sustenta los pulmones. El bazo controla la boca.
Del OESTE	procede el color blanco, que genera la sequedad, que produce el metal; el metal da sabor picante, que nutre los pulmones; los pulmones generan

Del NORTE la piel y el vello, que sustentan los riñones. Los pulmones controlan la nariz. viene el negro que genera el frío, que produce el agua, que da el sabor salado; la sal nutre los riñones. Los riñones generan la médula de los huesos, que sustenta el hígado y controla los oídos.

Entre la primavera y el verano, viento S - E
Entre el otoño y el invierno, viento N - E.
Entonces, si en primavera que es el Este, soplara viento norte o sur, es perverso. (Fong perverso).

Así también hay un sabor para cada uno de los cinco elementos y su respectivo órgano o víscera, éstos son:

— Ácido para el hígado
— Amargo para el corazón.
— Dulce para el bazo P.
— Picante para el pulmón
— Salado para el riñón

Conviene recordar que todo exceso o deficiencia dañará al órgano.

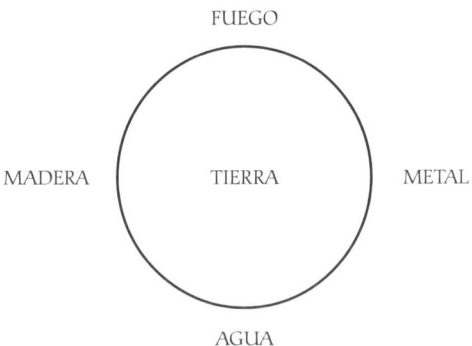

Figura 6

Representando esta ubicación espacial, empezaríamos por el elemento agua, que es el origen. El siguiente movimiento sería la madera, el tercero el fuego, el cuarto la tierra y el quinto el metal.

Si nos fijamos, empezamos a tener una visión alquímica del hombre, refiriéndonos de otra manera a esos cinco reinos mutantes, que va mostrándonos a ese hombre como estructura que se alimenta básicamente de tres energías (fuerzas), que son la respiración, la alimentación y el contacto con sus emociones y sentimientos.

¿Y qué hace el hombre en su estructura con esos tres alimentos? Los convierte finalmente en energía útil para su propio desarrollo, una energía que lo hace crecer, pensar, caminar y, en definitiva, ir a un determinado destino. Estas tres energías que dan forma a su estructura son:

La energía YUAN-QI (ORIGINAL)	unión con todos los demás seres.
La ZHONG QI (HEREDITARIA)	nuestro propio desarrollo.
La JHING QI (INTERMEDIA)	relaciona a las dos, Yuan y Zhong.

CAPÍTULO 4

Reglas

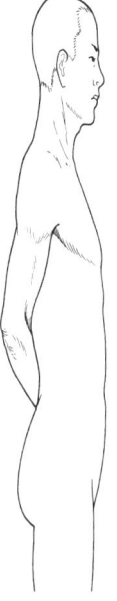

De estos movimientos derivan algunas reglas:

Esposo-Esposa

Existe una relación entre el pulso derecho y el pulso izquierdo en ambas muñecas:

PULSO IZQUIERDO	PULSO DERECHO
Intestino delgado	Intestino grueso
Corazón	Pulmón
Vesícula biliar	Estómago
Hígado	Bazo Páncreas
Vejiga	Maestro Corazón
Riñón	Triple Recalentador

En el cuadro se observa que los pulsos superficiales están enfrentados con los superficiales y los profundos, con los profundos. Los órganos del pulso izquierdo corresponden al esposo y los del pulso derecho, a la esposa. Hay que yener en cuenta que el esposo domina a la esposa.

—La tonificación del Intestino Delgado seda el Intestino Grueso.
—La sedación del Intestino Delgado tonifica el Intestino Grueso.
—Si tonificamos el Corazón, sedamos el Pulmón.
—Si sedamos el Pulmón, tonificamos el Corazón.

Vemos que se cumple la Teoría de los cinco elementos; es la relación de DOMINANCIA, o sea, que el pulso radial sigue ésta teoría.

Madre-hijo

Dice: La tonificación de la madre tonifica al hijo; la sedación del hijo seda a la madre.

En la gran circulación de energía, MADRE es el meridiano que precede; y el que le sigue, corresponde al HIJO. Por ejemplo: El Pulmón es la madre del Intestino Grueso y, a su vez, es hijo del Hígado. El Intestino Grueso es hijo del Pulmón y, a la vez, es madre del Estómago (ver la gran circulación de la energía).

Mediodía-medianoche

Sigue la dirección de la energía, teniendo en cuenta la máxima actividad del órgano y su oposición horaria de 12 horas. Ejemplo, el Pulmón es opuesto (por doce horas) a la Vejiga; el Estómago, al Maestro Corazón; el Intestino Grueso, al Riñón. Observamos que un órgano es yin y el otro es yang.

Actúa de la siguiente forma: La tonificación de un órgano seda al órgano que se encuentra en una oposición horaria de doce horas. Ejemplo: La tonificación del Corazón seda la Vesícula Biliar y viceversa. Igualmente actúa si, en lugar de tonificar, seda.

Se sabe que en ciertos puntos de acupuntura hay síntomas tanto somáticos como psíquicos, lo cual quiere decir que en lo energético hay algo que va mucho más profundo.

Sobre esto se lee en el NEI CHING: «El exceso de alegría daña al Corazón; la cólera daña al Hígado; el exceso de preocupación al Bazo; el de tristeza, al Pulmón; y el de miedo, al Riñón». Se observa lo endógeno de las enfermedades.

Shin significa corazón, lugar del sentimiento, de la vida. Por eso la mayoría de las técnicas respiratorias se realizan concentrándose en el punto 6 VC. Mar de energía es el aliento en la forma más sutil. I significa pensar de una forma ni muy racional ni muy emocional (equilibrada).

Plenitudes

Por eso, existen las cinco plenitudes y los cinco vacíos:

—De la psiquis
—De la energía vital
—De la sangre
—De la forma corporal y
De la voluntad.

Determinan estos estados el Corazón, Pulmón, Hígado, Bazo y Riñón. Sus síntomas serían:

Corazón.   Plenitud de la psiquis: Risa sin pausa; vacío, gemidos.
Pulmón.   Plenitud de la energía vital: Disnea y tos; vacío, agotamiento e inhibición respiratoria.

Hígado. Plenitud de la sangre: Cólera; vacío, angustia y temor.
Bazo. Plenitud de la forma corporal: Meteorismo, constipación y retención urinaria; inquietud de las masas corporales.
Riñón. Plenitud de la voluntad: Meteorismo sin constipación, sino más bien diarrea; vacío, extremidades heladas.

Se ve cómo se dan las reglas de SEDAR las plenitudes y TONIFICAR los vacíos, estimulando los puntos de los meridianos afectados y, donde hay factores psíquicos, correspondería al Corazón (fuego) o al Maestro Corazón (fuego-ministro), por regir ambos la energía psíquica.

Localización de los puntos y medidas

El acupuntor debe conocer de memoria la exacta localización de los puntos y conocer anatómicamente el lugar donde se encuentran.

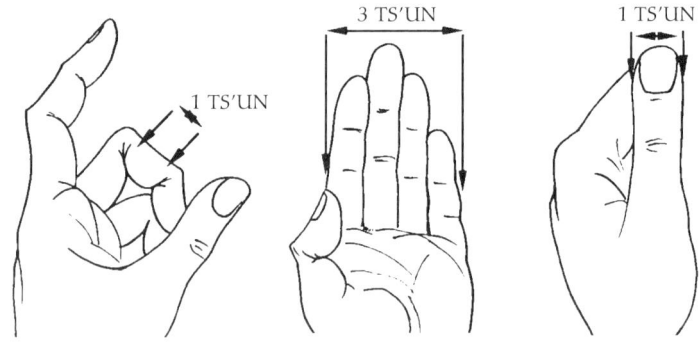

Figura 7   Figura 8   Figura 9

Existen unas distancias entre un punto dado y el siguiente. Los chinos utilizaban la pulgada china, que equivale a un través de dedo (aunque esta medida varía según las personas, se aproxima bastante al lugar buscado).

La pulgada china se llama ts'un; la calculaban utilizando la falange central del dedo medio, o el ancho del dedo pulgar de la mano.

Así los cuatro dedos extendidos de la mano (menos el pulgar) equivale a 3 ts'un o a cuatro traveses.

Así tenemos que, entre el pliegue del codo y la muñeca hay 24 centímetros y, dividiendo por doce, son dos centímetros para cada distancia. Recordemos que el punto tiene que ser bien detectado y para ello recordemos que éste se encuentra generalmente en una pequeña depresión.

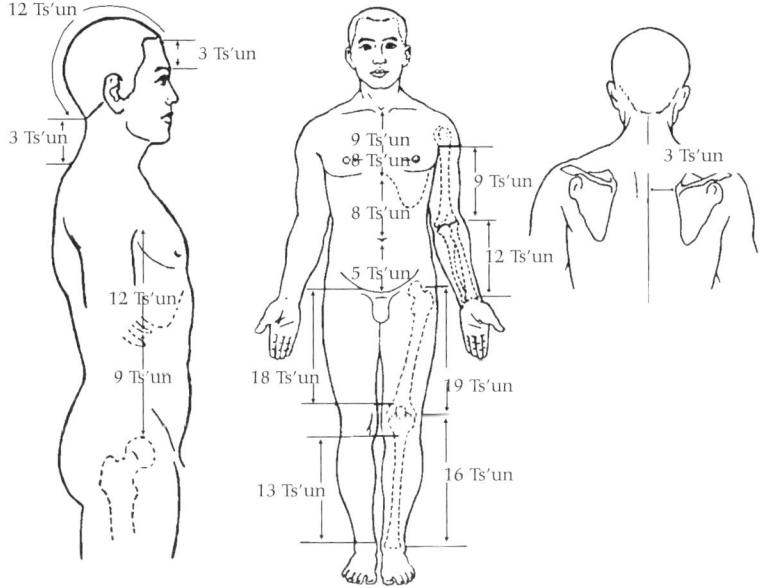

Figura 10

Pulsos chinos

Se cuenta que los acupuntores chinos tomaban el pulso a sus pacientes mujeres a través de un biombo por que les estaba prohibido verlas. Solo se les permitía ver y tocar sus manos.

Observaban así su color y textura, pero sobre todo, les interesaba el golpeteo de la sangre en arterias y venas, lo que les permitió adquirir una gran experiencia que rayaba en un arte.

Los acupuntores chinos toman los pulsos de forma diferente al médico occidental, que lo toma en la arteria radial para conocer su frecuencia, ritmo y amplitud.

El oriental lo toma igual, pero además añade otros datos que los occidentales no toman en cuenta y es que, observando las sutiles diferencias que existen entre los pulsos de la muñeca derecha y los de la izquierda y aun en la misma muñeca, distinguían los pulsos profundos de los superficiales, o las diferencias de las pulsaciones entre sus dedos índice y anular. Así diagnosticará si un meridiano está en exceso o en carencia de energía (Yin ó Yang).

Luego observará la carencia o exceso de energía en un determinado meridiano.

En la figura vemos que el segmento de la arteria radial está dividido en tres partes. La parte central está frente a la apófisis estiloides del radio (hueso sobresaliente en la parte externa del borde óseo de la muñeca) y corresponde a la zona II.

La zona I está por delante y la zona III, por detrás.

O sea que la zona II sería la central.

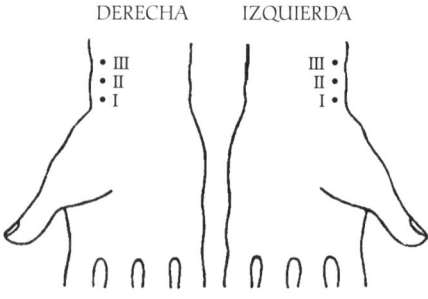

Figura 11

Cada una de estas zonas tiene un pulso superficial y uno profundo, diferente en ambas muñecas, distribuyéndose de la siguiente forma.

Pulsos en la muñeca DERECHA		
	Pulso superficial	*Pulso profundo*
Zona I	Intestino grueso	Pulmón
Zona II	Estómago	Bazo Páncreas
Zona III	Triple Recalentador	Maestro Corazón

Pulsos en la muñeca IZQUIERDA		
	Pulso superficial	*Pulso profundo*
Zona I	Intestino delgado	Corazón
Zona II	Vesícula biliar	Hígado
Zona III	Vejiga	Riñón

Se observa que los pulsos SUPERFICIALES son YANG (Vísceras) y los pulsos PROFUNDOS son YIN (Órganos).

Para tomar los pulsos, se coloca el dedo índice derecho sobre la zona I de la muñeca izquierda del paciente, el dedo medio sobre la zona II y el anular sobre la zona III; procederá igual con la otra mano. La mejor hora para tomar los pulsos será por la mañana.

¿Cómo se siente el pulso?

Sabemos que cuando un meridiano está en exceso se dice que está pleno, y cuando está en carencia se dice que está en vacío.

Por eso, cuando se toma el pulso se tendrá que prestar atención a las percepciones táctiles (esto se logra con mucha práctica).

Las plenitudes se sienten en el pulso como un golpe duro y amplio, o duro y pequeño.

Los vacíos se sienten como un pulso blando, que desaparece o falta del todo en algunas de las zonas; o es muy débil en la superficie y en la profundidad o al revés.

El pulso se revela en la arteria radial y también en otras zonas del cuerpo, indicando la energía del meridiano y su órgano.

Ejemplo: en la arteria radial se revela la energía del Pulmón; en la femoral (cara interna del muslo) se revela el Bazo; en la pedia (dorso del pie), la energía del Hígado; en la tibial posterior (en la cara externa), la energía del Riñón. Vemos que el pulso es una expresión energética y que cada individuo posee su propio y característico pulso.

Recordemos que en la arteria radial, los órganos están distribuidos como en el orden de la «generación de los cinco elementos».

También podemos ver la correspondencia de los pulsos con la división en tres partes del cuerpo humano, teniendo en cuenta el cielo, la tierra y el hombre.

Parte superior

Parte superior: CIELO-CABEZA. Meridiano Vesícula biliar, su pulso revelador en la cabeza, arteria temporal superficial, 4 y 7 VB.

Parte media: TIERRA-CARA. Estómago, pulso revelador en la facial, 7 E. y sobre la carótida, 9 E.

Parte inferior: HOMBRE. Delante de las orejas. Triple recalentador, pulso revelador en la arteria temporal superficial, 21 TR.

Parte media

Parte superior CIELO-PULMÓN. Meridiano Pulmón, pulso revelador en la arteria radial, en la gotera radial, 9 Pulmón.

Parte media: TIERRA-INTESTINO GRUESO, pulso revelador en el primer espacio ínter-óseo para ganar la palma, 4 IG.
Parte inferior: HOMBRE-CORAZÓN, pulso revelador arteria cubital (a nivel del pliegue de flexión de la palma), 7 C.

Parte inferior

Parte superior: CIELO. Meridiano del Hígado, pulso arteria femoral, 10 H; o sobre la pedia, 3 H.
Parte media: TIERRA-MERIDIANO del Riñón, pulso revelador Tibial Posterior, detrás del maléolo interno, 3 R.
Parte inferior: HOMBRE-MERIDIANO. Bazo-Páncreas, pulso revelador femoral, cara interno del muslo.

En el hombre el lado IZQUIERDO es más potente: YANG.
En la mujer el lado DERECHO es más potente: YIN.

Lo duro y lo blando, combinados con lo amplio y pequeño, dan cuatro modos de diagnóstico:

Pulso duro y pequeño: ESPASMO.
Pulso duro y amplio: HIPERFUSIÓN (exceso).
Pulso blando y pequeño: INSUFICIENCIA EXTREMA.
Pulso blando y amplio: INSUFICIENCIA FUNCIONAL.

Sabemos que el pulso es una onda que empieza en el ventrículo izquierdo del corazón, debido a que la sangre es impulsada por la contracción sistólica; es por lo que el dedo «siente» el YANG y el YIN (pulso profundo).

CAPÍTULO 5

Meridiano del Intestino Grueso

(Yangming de la mano)

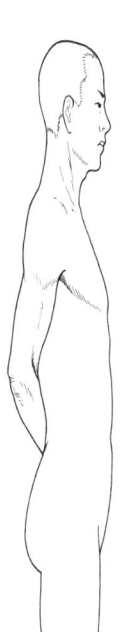

Horario: Máxima actividad: De 5 a 7h SEDAR. Después de ese horario: TONIFICAR.
Pulso: Muñeca derecha, zona I (distal) SUPERFICIAL
Meridiano acoplado: Pulmón.
Número de puntos: 20 bilaterales.
Energía: Centrípeta.
Trayecto: Nace en (Shangyang) 1 IG, en el ángulo ungular externo del índice, sigue por su borde externo, continúa por el borde del pliegue de flexión del codo y llega al hombro, en su articulación; pasa por él, asciende al cuello por el músculo esternocleidomastoideo, cruza el maxilar inferior, sube a la cara y termina a lado del ala de la nariz, en el punto Yinxiang (20 IG.).

En su trayecto profundo, penetra en el pulmón, atravesando el diafragma; llega al intestino grueso y una rama desciende a la pierna, uniéndose al meridiano del estómago en el punto 37 E.

Otra rama superficial sube por el cuello, llega al maxilar inferior y mejilla, rodea el labio superior y se cruza con el meridiano del lado opuesto en el punto (26 VG), terminando en el ala de la nariz.

Función: Comanda el intestino grueso, sus funciones de absorción de los líquidos y la eliminación de los residuos.

Síntomas de vacío: Temor al frío, entra en calor difícilmente. Aerocolia. Prolapso rectal, diarrea.

Síntomas de exceso: Calor e hinchazón a lo largo del meridiano. Constipación, abdomen doloroso. Sed, palabra incoherente. Erupciones, prurito, acné. Abdomen doloroso.

Vasos secundarios: El punto de pasaje 6 IG está unido al punto 9 P y el punto 4 IG lo está en el punto 7 P; el IG, en su punto 9 IG, recibe un vaso secundario del estómago.

Está unido a vasos secundarios por los puntos: 3, 4, 5 y 12 ID; 14 VB; 26 VG; 24 VC. Los puntos 15 y 16, también pertenecen al vaso Innsiaomo.

Puntos de los 5 elementos: 1 IG (Metal-Tsing). 2 IG (Iong-Agua). 3 IG (Iu-Madera). 5 IG (King-Fuego). 11 IG (Ho-Tierra).

Punto dominante: 1 IG.

Puntos comando:			
Tonificación:	11 IG Quchi	Sedación:	2 IG Erjian
Fuente:	4 IG Hegu	Asentimiento:	25 V Dachangshu
Alarma:	25 E Tianshu	Pasaje:	6 IG Pianli

Forma, con el meridiano del estómago, el meridiano Yang-Ming (Yang inferior) y contiene por igual sangre y energía, por eso se pueden punzar o sangrar sus puntos.

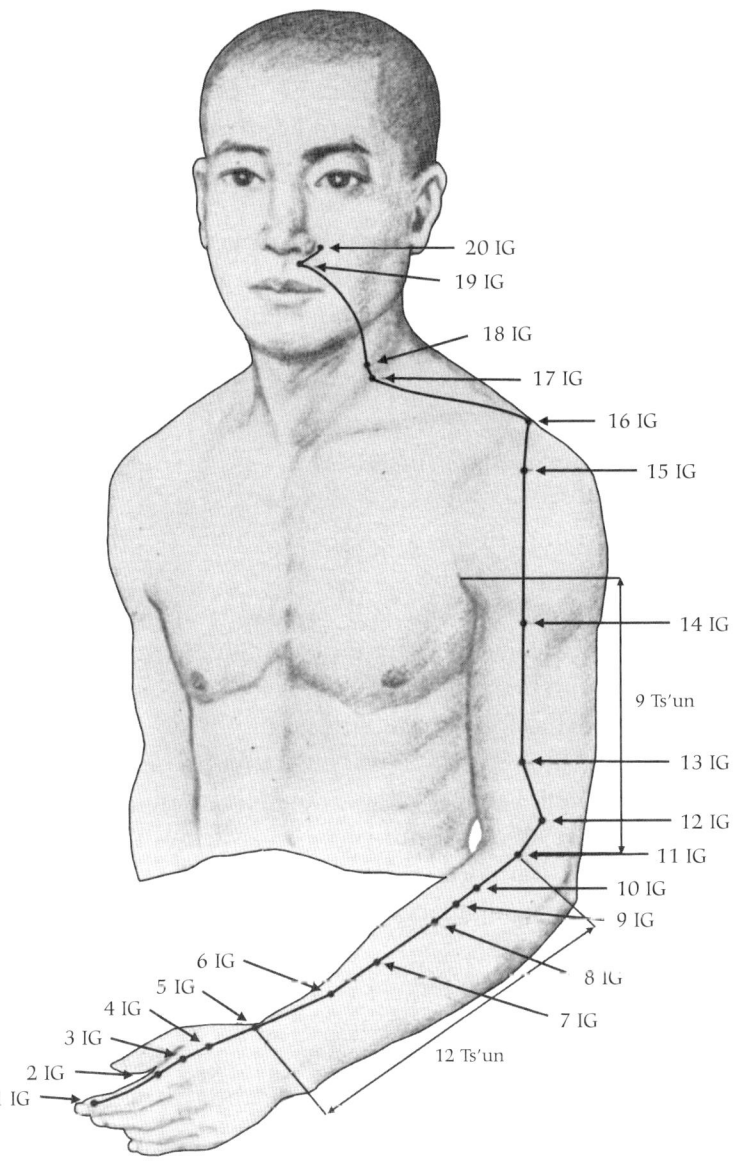

Figura 12. Meridiano del Intestino Grueso

• 1 IG. Shangyang *(Deliberar en el Yang)*

Función: Punto TSING (5 elementos-metal). Dominante.
Situación: A 2mm (1 fen) por detrás y por fuera del ángulo ungular externo del índice (lado pulgar).
Síntomas: Cefaleas. Dolor de dientes. Vértigo. Blefaritis. Herpes labial. Acufenos por golpe. Reumatismo de hombro y espalda. Gingivitis. Furúnculos. Fiebres. Dolor de dientes en el maxilar inferior. Congestión cerebral.
Acupuntura: Puntura oblicua o sangrar a 1 fen de profundidad.
Moxas: 3 veces.

• 2 IG. Erjian *(Segundo intervalo)*

Función: Punto de SEDACIÓN del IG. Punto (IONG-Agua, 5 elementos.)
Situación: Borde externo del índice, lado pulgar, distal de la articulación metacarpofalángica, a nivel del cambio de coloración de la piel.
Síntomas: Afecciones reumáticas de brazo y hombro. Odontalgia. Glositis. Angina. Congestión cerebral. Parálisis facial. Atonía de los músculos bucales. Meteorismo. Espasmos intestinales. Asma. Visión borrosa. Piorrea.
Acupuntura: Perpendicular, 3 fen de profundidad (2 cun).
Moxas: 3 veces.

• 3 IG. Sanjian *(Tercer intervalo)*

Función: Punto de SEDACIÓN (Secundario). Punto IU (Madera-5 elementos).
Situación: Proximal de la articulación metacarpofalángica del índice, sobre el borde externo de la mano.

Síntomas: Boca seca. Herpes labial. Parálisis facial. Tortícolis. «Espina en la garganta». Aftas bucales. Plenitud del vientre. Colitis. Meteorismo. Dolor de muelas. Lengua hinchada. Labios partidos. Sequedad de boca. Dolores en los párpados.
Acupuntura: Perpendicular, a 3 fen de profundidad (1 cun).
Moxas: 3 veces.

• **4 IG. Hegu (Fondo del valle) (Boca de tigre)**

Función: Punto FUENTE del IG.
Situación: En el ángulo formado por la unión del 1º y 2º metacarpiano y el borde de la membrana digital formada por el pulgar y el índice, en un hueco.
Síntomas: Furúnculos en las comisuras labiales. Punto maestro de la coriza. Sinusitis. Pérdida de visión. Detención respiratoria. Depresión. Eczema. Psoriasis. Sudor abundante. Contracturas. Dolores de hombro, espalda y codo. Gripe. Punturado con el 6 BP. Contraindicado en el embarazo.
Acupuntura: Perpendicular, a 3 fen de profundidad (0.5 cun).
Moxas: 3 veces.

• **5 IG. Yangxi (Valle del Yang)**

Función: Punto KING - Fuego (5 elementos).
Situación: En el fondo de la tabaquera anatómica, a nivel del pliegue de la muñeca (entre los tendones de los músculos extensor corto y largo del pulgar).
Síntomas: Cólera. Dolor en los ojos. Dolor en la muñeca y la mano. Disnea. Dolores precordiales. Calambre de los escritores. Prurito. Eczema. Reumatismo de brazos. Acufenos. Sordera. Hemiplejia. Agotamiento.
Acupuntura: Perpendicular, 3 fen de profundidad (0.3 cun).
Moxas: 3 veces.

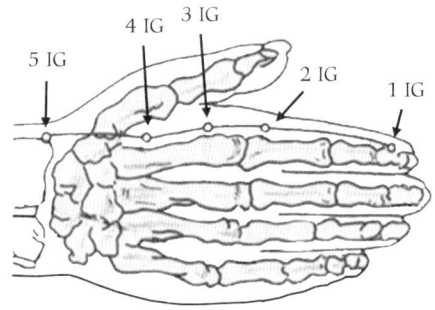

Figura 13

- **6 IG. Pianli (Trecho lateral)**

Función: Punto de pasaje (Lo) con el meridiano del pulmón (P 9).
Situación: Borde externo del antebrazo, lado cubital, a 3 distancias por encima del pliegue de la muñeca.
Síntomas: Dolores reumáticos en los brazos. Insomnio. Inquietud. Coriza. Conjuntivitis. Blefaritis. Sordera. Dolor en la mano.
Acupuntura: Perpendicular, a 3 fen de profundidad(0.5 cun).
Moxas: 5 a 7 veces.

- **7 IG. Wenliu (Calor errante)**

Función: Punto Geki (Japonés). Está muy indicado en los dolores agudos del IG.
Situación: Borde externo del antebrazo, a 5 distancias por encima del pliegue de la muñeca .
Síntomas: Pleuritis. Angina. Fiebre con excitación. Estomatitis. Úlceras bucales. Dolores en hombro y brazo.
Acupuntura: Perpendicular, a 3 fen de profundidad.
Moxas: 3 veces.

• 8 IG. Xialian (Región inferior del brazo)

Situación: Borde externo del antebrazo, a 4 distancias por debajo del punto 11 IG, sobre el músculo supinador largo.
Síntomas: Excitación. Dolores reumáticos. Congestión cefálica. Hematuria. Dolores abdominales. Mastitis. Tuberculosis. Diarrea.
Acupuntura: Perpendicular, a 5 fen de profundidad.
Moxas: 3.

• 9 IG. Shanglian (Región superior del brazo)

Función: Punto de reunión con el meridiano del estómago.
Situación: Borde externo del antebrazo, sobre el músculo del extensor común de los dedos, a 2 distancias por debajo del 11 IG (pliegue del codo).
Síntomas: Dolores abdominales. Frío en los huesos. Dolor torácico. Dolores del brazo. Hemiplejia. Meningitis. Cefalea.
Acupuntura: Perpendicular, 5 fen de profundidad (1 cun).

• 10 IG. Shousanli (La divina indiferencia)

Situación: Borde externo del antebrazo, a dos distancias por debajo del pliegue del codo, sobre el músculo supinador largo.
Síntomas: Mano que no puede apretar, sin fuerza. Dolor radial. Todas las indigestiones. Herpes labial. Odontalgias. Cefaleas. Gripe. Parálisis del brazo. Piorrea alveolar. Acné de cara y mentón. Trastornos motores del brazo. Ántrax. Absceso.
Acupuntura: Perpendicular, a 5 fen de profundidad.
Moxas: 6 veces.

- **11 IG. Quchi *(Estanque curvo)***

Función: Punto de TONIFICACIÓN del IG. Punto HO Tierra (5 elementos).

Situación: Al flexionar el brazo al máximo, está en el pliegue que se forma en un hueco, equidistante entre el borde externo del tendón del bíceps y el epicóndilo, sobre el músculo supinador largo.

Síntomas: Enfermedades de la nariz y la boca. Forúnculos, acné. Hemiplejia. Dismenorrea. Miedo. Depresión. Fiebre. Falta de fuerza en la mano. Mano en garra. No puede levantar el brazo. Artritis de muñeca. Dolor muscular y óseo. Prurito. Lagrimeo. Dolor de hombro y espalda. Columna desviada. Migraña. Sordera. Disentería. Todas las enfermedades de la cabeza.

Acupuntura: Perpendicular, a 5 fen de profundidad.

Moxas: 5 veces.

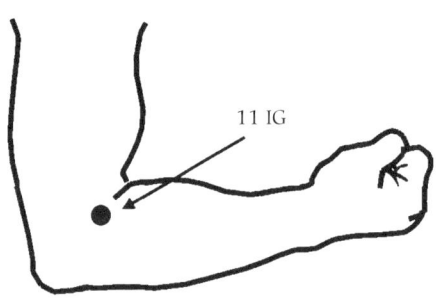

Figura 14

- **12 IG. Zhouliao *(Hueco del codo)***

Situación: En el borde externo del húmero, a una distancia del precedente, en un hueco sobre el epicóndilo.

Síntomas: Impotencia funcional de codo y brazo.
Acupuntura: Perpendicular, a 1 fen de profundidad.
Moxas: 3 veces.

• **13 IG. Wuli *(Cinco distancias)***

Situación: Cara externa del húmero, a 3 distancias por encima de la articulación del codo.
Síntomas: Tos, esputos. Reumatismo de brazo y hombro. Vómitos. Tuberculosis. Afecciones de la vista.
Acupuntura: PROHIBIDA (según el «Su-wen»).
Moxas: 3 veces.

• **14 IG. Binao *(Músculo del brazo)***

Función: Punto de REUNIÓN con el meridiano del estómago Punto del Vaso Yang-Oe.
Situación: Cara externa del húmero, en la inserción inferior del músculo deltoides, a 2 distancias por debajo del pliegue de la axila.
Síntomas: Cefaleas. Trastornos reumáticos del hombro. Tortícolis. Diarrea. Hombro y brazo con dificultad de movimiento.
Acupuntura: Perpendicular, a 3 fen de profundidad.
Moxas: De 7 a 50 diarias.

• **15 IG. Jianyu *(Asentimiento del medio del hombro)***

Función: Punto del vaso Yang-Tsiao-Mo.
Situación: Con el brazo en posición horizontal en el hueco que se forma delante del acromion y la prominencia mayor del hombro.
Síntomas: Punto especial para la hemiplejia. Contractura de brazo y hombro. Rubéola. Hipertensión. Mareos.

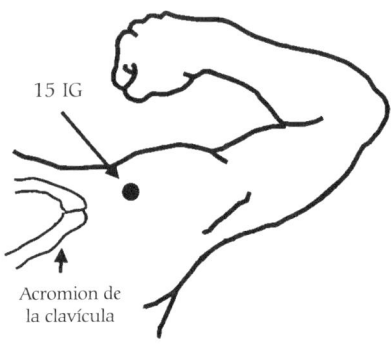

Figura 15

                Espasmo muscular en el omóplato. Calambre de los escritores.
Acupuntura: Perpendicular u oblicua, hacia abajo, 8 fen (1 cun).

• 16 IG. Jugu (Gran hueso)

Función: Punto del Vaso Yang-Tsiao-Mo.
Situación: En la depresión entre el extremo acromial de la clavícula y la espina escapular.
Síntomas: Convulsiones infantiles Trastornos reumáticos en brazo y hombro. Punto HE de acción específica sobre la médula. Esputos hemoptoicos
Acupuntura: Perpendicular, 4 fen de profundidad.
Moxas: 5 veces.

• 17 IG. Tianding (Vaso celestial)

Situación: En el cuello, en la horizontal del cartílago cricoides, entre los dos haces del músculo esternocleidomastoideo.
Síntomas: Todas las enfermedades de la laringe. Problemas de garganta: Amigdalitis. Laringitis. Disfonía.

Acupuntura: Perpendicular, a 3-4 fen de profundidad.
Moxas: 3 veces.

- **18 IG. Futu *(Al lado de la saliente)***

Situación: En el cuello, en su parte lateral, a nivel de la nuez, entre la cabeza del esternón y la cabeza clavicular del músculo esternocleidomastoideo.
Síntomas: Tortícolis. Tos. Asma. Disfonía. Laringitis. Amigdalitis. Parálisis de la lengua. Hipotiroidismo.
Acupuntura: Perpendicular, a 3-4 fen de profundidad.
Moxas: 3 veces.

- **19 IG. Heliao *(Hueso de los cereales)***

Situación: Sobre el labio superior, a media distancia debajo del borde interno de las alas de la nariz.
Síntomas: Anosmia. Obstrucción nasal. Poliposis. Trismus. Disfonía. Parálisis facial. Epistaxis. Vómitos.
Acupuntura: Oblicua, 3 fen de profundidad.
Moxas: PROHIBIDAS

- **20 IG. Yingxian *(Recepción de los perfumes)***

Función: Punto de reunión con el meridiano del estómago.
Situación: En el surco naso-labial y la mitad del borde inferior del ala de la nariz.

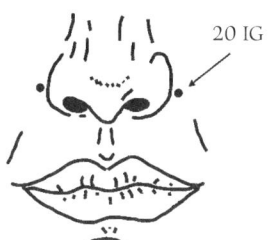

Figura 16

Síntomas: Congestión nasal. Anosmia. Sinusitis. Rinitis. Poliposis nasal. Rinopatía alérgica. TODAS las afecciones nasales. Sordera. Asma. Parálisis facial, congestiones oculares. Conjuntivitis con los ojos muy rojos.
Acupuntura: A 1 fen de profundidad.
Moxas: 3 veces.

CAPÍTULO 6

Meridiano del Pulmón

(Taiyin de la mano)

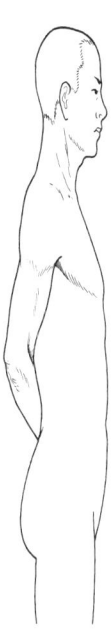

Horario de máxima actividad: De 3 a 5 h (para SEDAR). Después de ese horario, para tonificar.
Pulso: Mano derecha. Zona I, pulso PROFUNDO.
Meridiano acoplado: INTESTINO GRUESO.
Numero de puntos: 11 bilaterales
Energía: Centrífuga.
Recorrido: Comienza en el punto Zhongfu, (1 P) situado en el primer espacio intercostal, sobre la línea paraaxilar, a 2 distancias por fuera de la línea mamilar. Asciende hasta debajo de la clavícula, punto Yumen (2 P), desciende por la parte antero-externa del brazo y antebrazo, a tres distancias del pliegue de la muñeca; se desvía hacia afuera, punto lieque (7 P) de la arteria radial y continúa sobre ella.

Recorre el borde externo de la eminencia tenar y termina en el borde externo del pulgar (ángulo ungular).

En su trayecto PROFUNDO, comienza en el Triple Recalentador Medio (Zongjiao). Baja al intestino grueso, subiendo al cardias; atraviesa el diafragma dividiéndose en dos ramas, que van a su respectivo pulmón. Sigue a la tráquea, desciende al hueco infraclavicular y sale en el punto (1 P).

Función: Comanda el pulmón y todas las vías respiratorias como la laringe y senos paranasales.

Síntomas de alteración: Sensación de plenitud torácica. Tos. Disnea. Dolores de hombro y espalda.

Síntomas de vacío: Dolor y frío en los hombros. Disnea. Tos. Sequedad de garganta, palidez. Cambio en el color de la orina, pérdida de fuerza, lengua roja. TRISTEZA. ANGUSTIA.

Síntomas de exceso: Dolor en hombro y espalda. Tos seca o esputos purulentos. Agitación. Poliuria. Congestiones. Sudor. El meridiano del pulmón forma junto con el meridiano del Bazo-Páncreas el meridiano TRAE-INN (Inn supremo). Este contiene más energía que sangre, por eso NO es aconsejable sangrar.

Puntos de los cinco elementos: 11 P (Madera-Tsing). 10 P (Fuego-Iong). 9 P (Tierra-Iu). 8 P (Metal-King). 5 P (Agua-Ho).

Punto dominante: 8 P.

Puntos comando:			
Tonificación:	9 P (Taiyuan)	Sedación:	5 P (Chize)
Fuente:	9 P (Tauyuan)	Asentimiento:	13 V (Feishu)
Alarma:	1 P (Zhongfu)	Pasaje:	7 P (Lique)

Vasos secundarios: Con su meridiano acoplado IG, existen dos vasos, uno lo liga a 7 P con 4 IG y el 6 IG con el 9 P. También está conectado a los puntos: 9, 12 y 17 VC.

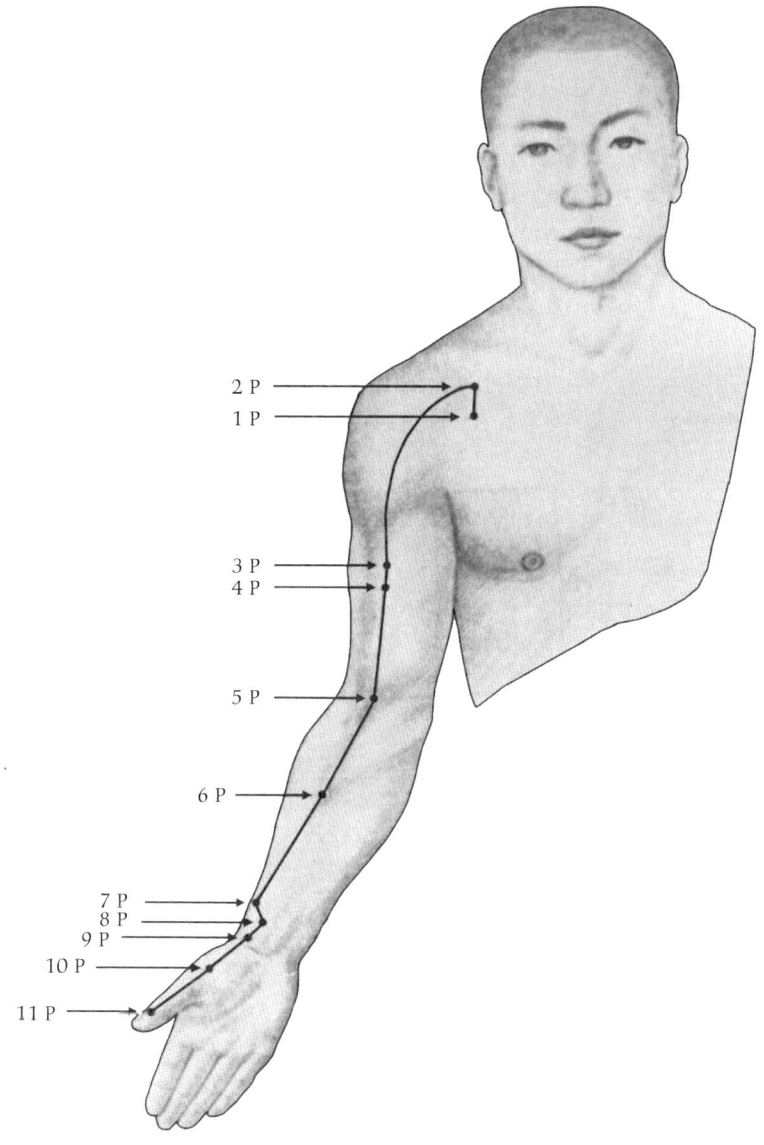

Figura 17. Meridiano del Pulmón

• 1 P. Zhongfu (En medio de las vísceras)

Función: Punto de alarma y punto de reunión con el meridiano del bazo-páncreas.
Situación: En el primer espacio intercostal, sobre la línea paraaxilar, a dos distancias por fuera de la línea mamilar.
Síntomas: Rinitis, sinusitis. Bronquitis. Laringitis. Asma. Enfisema. Vómitos. Dolores de hombro y espalda. Cansancio.
Acupuntura: Oblicuo hacia afuera, a una profundidad de 3 fen.
Moxas: 5 veces.

• 2 P. Yunmen (Puerta de las nubes)

Situación: Debajo de la clavícula, línea paraaxilar, a una distancia del 1 P, en un hueco bajo el borde inferior de la clavícula.
Síntomas: Rinitis. Asma. Bronquitis. Dolores intercostales, hombro y brazo. Excitación.
Acupuntura: Oblicua hacia afuera, a 3 fen de profundidad.
Moxas: 5 veces.

• 3 P. Tianfu (Palacio celeste)

Situación: Sobre el bíceps, a tres distancias del pliegue de la axila o a seis por encima del pliegue del codo
Síntomas: Dolor de cabeza y congestión. Dolores en la parte interior del brazo. Vértigo. Zumbidos o pitidos en el oído.
Acupuntura: Perpendicular, a 4 fen de profundidad (0.5 cun).
Moxas: PROHIBIDAS.

• 4 P. Xiabai (Claridad noble)

Situación: Sobre el bíceps, a 5 distancias por encima del pliegue del codo y a una del anterior.
Síntomas: Disnea. Náuseas y vómitos. Dolores precordiales. Afecciones cardiacas. Tos. Dolor de la cara interna del brazo.
Acupuntura: Perpendicular, a 3 fen de profundidad (0.3 cun).
Moxas: 5 veces.

• 5 P. Chize (Estanque del codo)

Función: Punto de SEDACIÓN. Punto HO, Agua, (5 elementos).
Situación: En el pliegue de flexión del codo; en el borde externo del bíceps, fuera del tendón. Para localizarlo, hay que flexionar el brazo.
Síntomas: Tristeza. Depresión. Rigidez y contractura del codo. Herpes Zoster. Prurito en la piel. Dolor de garganta.
Acupuntura: Perpendicular, a 3 fen de profundidad.
Moxas: 5 veces.

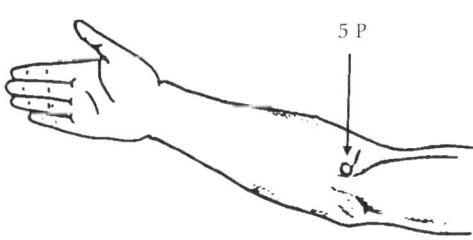

Figura 18

- **6 P. Konqzui (Comunicación con lo superior)**

Función: Punto Geki (japonés), indicado en los trastornos agudos y dolores relacionados con el pulmón.
Situación: En la cara anterior del antebrazo, sobre el borde interno del músculo supinador largo, a 5 distancias por debajo del pliegue del codo.
Síntomas: Dolores en la muñeca, en codo y brazo. Cefalea. Angina. Especial para el asma en casos agudos. Esputos hemoptoicos.
Acupuntura: Perpendicular, 3 fen de profundidad.
Moxas: 5 veces.

- **7 P. Lieque (Desfiladero)**

Función: Punto de PASAJE (LO) con el meridiano del intestino grueso. Punto maestro del Vaso Maravilloso JENN-MO (Vaso de la concepción).
Situación: A una distancia y media por encima del pliegue de la muñeca, por fuera de la arteria radial, en una depresión próxima a la apófisis estiloides; en el lugar que señala la punta del dedo índice si se cruzan los pulgares de ambas manos, poniendo la palma de una sobre el dorso de la otra.
Síntomas: Manos torpes. Insomnio. Bronquitis. Gripe. Angina. Jaquecas agudas. Asma. Rinitis. Reumatismo

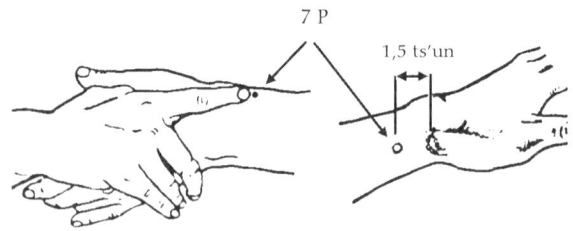

Figura 19

	del hombro. Diabetes. Espasmo de la cara. Hemorroides. Adelgazamiento. Hematuria. Espermatorrea. Eczema. Furunculosis. Herpes Zoster. Neuralgias del trigémino. Inflamación de garganta.
Acupuntura:	Puntura oblicua hacia arriba, 2 fen de profundidad.
Moxas:	7 veces (0.5 cun).

• 8 P. Jingzu (Sendero de la transmisión)

Función:	Punto King (5 elementos, metal). Punto DOMINANTE.
Situación:	A una distancia por encima del pliegue de flexión de la muñeca, a la altura de la apófisis del radio.
Síntomas:	Vómitos. Fiebre. Angina. Espasmos del esófago. Enfermedades dermatológicas. Tos.
Acupuntura:	Puntura perpendicular u oblicua, 2 fen de profundidad.
Moxas:	Prohibidas.

• 9 P. Taiyuan (Abismo supremo)

Función:	Punto de TONIFICACIÓN y Punto FUENTE. Punto IU (5 elementos, Tierra). Punto HE de acción específica sobre las arterias.
Situación:	En el pliegue de flexión de la muñeca, entre los tendones del palmar mayor, por dentro, y el separador largo del pulgar, por fuera.
Síntomas:	Bronquitis con flemas líquidas. Punto especial para las enfermedades vasculares (reunión de los vasos). Su tonificación aumenta la presión arterial. Agitación. Incontinencia de la orina. Artritis de muñeca. Agotamiento. Bostezos. Melancolía. Conjuntivitis. Anginas. Asma. Enfisema. Hemoptisis.

Trastornos reumáticos del antebrazo, mano y hombro. Dolor de codo. Cefalea. Arritmia. Artritis de muñeca.
Acupuntura: Perpendicular, 2 fen de profundidad.
Moxas: 3 veces.

• *10 P. Yuji (Rincón del pescado)*

Función: Punto IONG (5 elementos, fuego).
Situación: Sobre la eminencia tenar, en el centro del primer metacarpiano, en un hueco, a nivel de los cambios de coloración entre la piel palmar y dorsal.

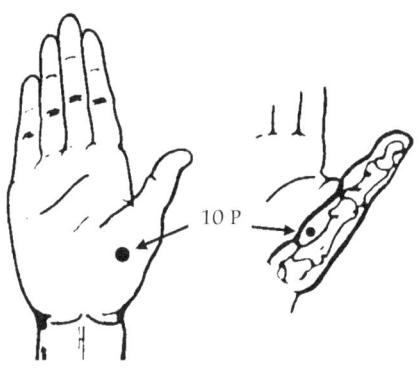

Figura 20

Síntomas: Excitación. Cefaleas. Laringitis. Palpitaciones. Bronquitis. Tos. Reumatismo de brazo y mano. Fiebre sin sudor (para provocarla).
Acupuntura: Perpendicular, 2 fen de profundidad.
Moxas: 3 veces.

• 11 P. Shaoshang *(Mercader menor)*

Función: Punto TSING (5 elementos, madera).
Situación: A 1 fen (2 mm) por detrás y por fuera del ángulo ungular externo del dedo pulgar.
Síntomas: Especial para las inflamaciones de garganta, amigdalitis, faringitis o laringitis. (En los niños basta apoyar la uña sobre el punto, en ambas manos). Congestiones. Asma. Tos. Dolor en la mano y dedos. Histeria. Apoplejía. Ataques por calor. Congestión cerebral.
Acupuntura: Oblicua, a 1 fen de profundidad.

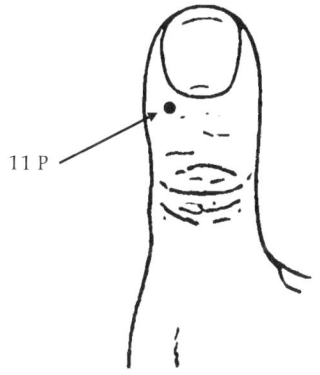

Figura 21

CAPÍTULO 7

Meridiano del Estómago

(Yangming del pié)

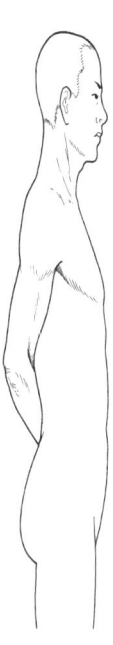

Horario: De 7 a 9, para SEDAR.
Después de ese horario: TONIFICAR.
Pulso: Mano derecha, Zona II (Centro) SUPERFICIAL.
Meridiano Acoplado: Bazo-Páncreas.
Número de puntos: 45 Bilaterales.
Energía: Centrífuga.
Trayecto: Comienza en la cabeza, en la región temporal, desciende derecho hasta el ángulo del maxilar, asciende oblicuo hasta el centro del borde inferior de la órbita del ojo. Desciende verticalmente por la parte anterior de la mejilla y cruza el maxilar inferior, descendiendo por delante del músculo esternocleidomastoideo, entre éste y la laringe, hasta alcanzar la clavícula, recorriendo por su borde superior dos distancias.

Desciende al tórax, sobre la línea mamilar y sigue en vertical al abdomen, a dos distancias del ombligo; cruza al pubis y va a la cara anterior del muslo, que recorre en vertical. Se dirige a la región antero externa de la rodilla, continúa por la pierna, por el borde externo tibial anterior; sigue por la cara dorsal del pie, terminando en el ángulo ungular externo del segundo dedo, punto 45 E.

Función: Comanda el estómago, duodeno y sus funciones digestivas.

Síntomas de vacío: Tórax y abdomen fríos. Meteorismo. Anorexia. Eructos. Diarrea. Digestiones lentas. Dolor de epigastrio y tórax.

Síntomas de exceso: Lengua saburral amarilla. Abdomen doloroso. Calor en tórax y abdomen. Digestión rápida. Orina amarillo-obscura.

Vasos secundarios: Alrededor de la boca recibe varios vasos secundarios del IG y del H.

El punto 12 VG está ligado al meridiano por el punto 12 E y éste está relacionado con el 13 VC.

En la cabeza hay conexiones con los puntos 1, 3, 4, 5, 6 y 14 VB, y con el punto 1 V. En el cuello se conecta con 21 VB. Los puntos 4, 6 y 7 E forman parte del vaso Yang-Tsiao Mo. El punto de pasaje 40 E está ligado al punto fuente 3 BP. El punto fuente 42 E está conectado con el punto de pasaje 4 BP.

Puntos de los 5 elementos: 45 E (Metal, Tsing), 44 E (Agua-Iong), 43 E (IU-Madera), 41 E (Fuego-King), 36 E (HO-Tierra).

Punto dominante: 36 E.

Puntos comando:	
Tonificación: 41 E Jiexi	Sedación: 45 E Lidui
Fuente: 42 E Chingyang	Asentimiento: 21 V Weishu
Alarma: 12 VC Zhongwan	Pasaje: 40 E Fenlong

El Meridiano del estómago forma con el del intestino grueso, el Meridiano Yang-Ming (Yang inferior) que contiene por igual energía o sangre, por eso se puede punzar o sangrar sus puntos.

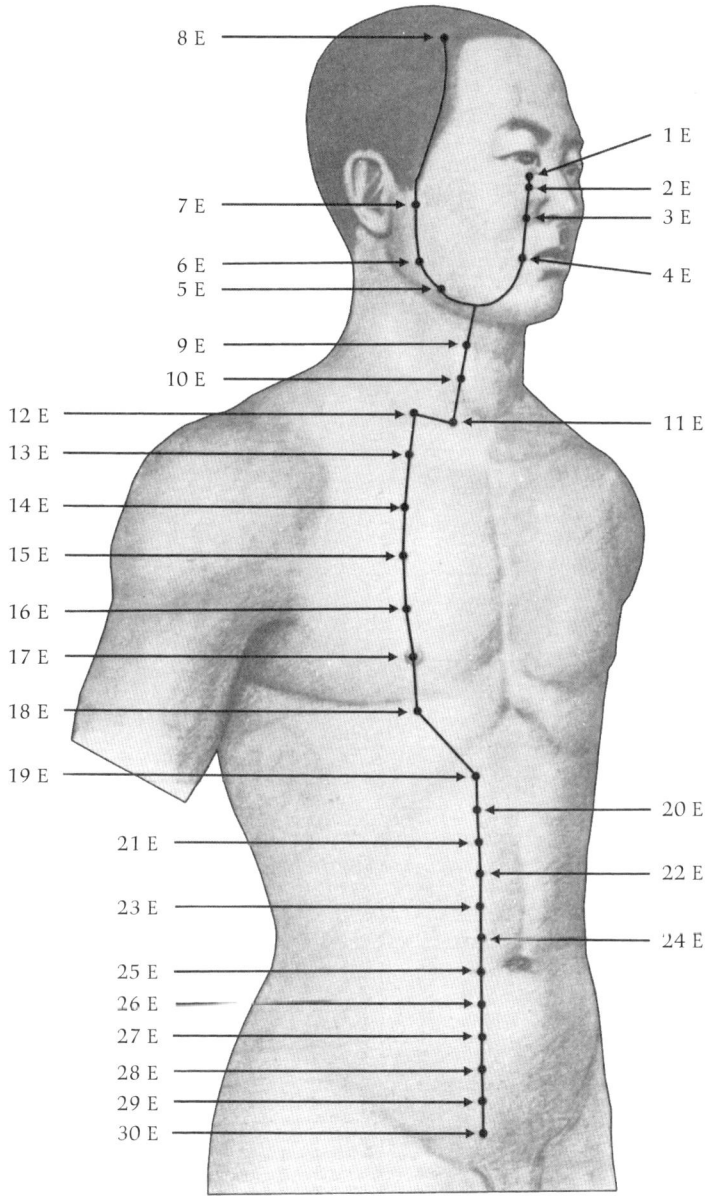

Figura 22. Meridiano del Estómago

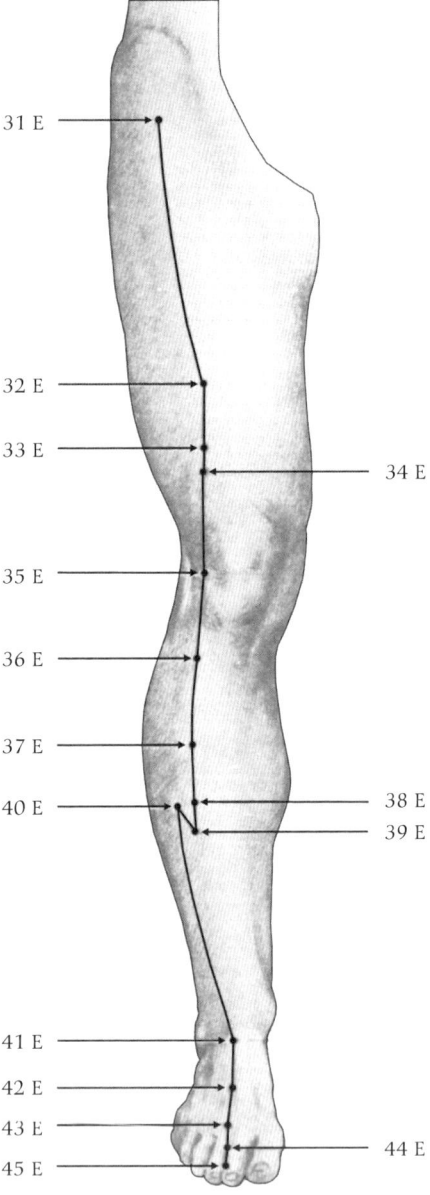

Figura 23. Meridiano del Estómago

• 1 E. Chengqi (Vaso de las lágrimas)

Función: Punto de reunión con el Meridiano de la Vesícula B.
Situación: En la línea de la pupila, por debajo del ojo y encima del hueso. En el punto medio, entre el borde infraorbital y el globo ocular.
Síntomas: Miopía. Conjuntivitis. Parálisis facial. Lagrimeo. Tics del párpado.
Acupuntura: Perpendicular, 3-5 Fen de profundidad (0.3 cun).
Moxas: Prohibidas.

• 2 E. Sibai (Barrera inferior)

Situación: En la línea de la pupila, por debajo de la prominencia de la mejilla.
Síntomas: Hemiplejia. Neuralgia trigeminal. Mutismo. Prurito del ojo. Parálisis facial.
Acupuntura: Perpendicular, dirigida hacia el 7 E, a 3 fen de profundidad.
Moxas: Prohibidas.

• 3 E. Juliao (De la nariz) (Hueso maxilar)

Situación: Bajando por la línea de la pupila, a nivel del borde inferior de las alas de la nariz.
Síntomas: Hemiplejia. Parálisis facial. Neuralgia del trigémino. Tartamudez. Amigdalitis. Tortícolis. Acné. Glaucoma. Rinitis. Tics de los párpados.
Acupuntura: A 3 fen de profundidad.
Moxas: 3 veces.

• 4 E. Dicang (Vaso de lágrimas)

Situación: En el reborde de la comisura de los labios.

Síntomas: Dificultad en la deglución. Neuralgia del trigémino. Tics del párpado. Desviación de la boca. Mutismo.
Acupuntura: A 3 fen de profundidad.
Moxas: 5 veces.

• **5 E. Daying (Gran reencuentro)**

Situación: Anterior al ángulo mandibular, en el borde anterior del masetero, en una depresión.
Síntomas: Neuralgia dental. Desviación de la boca. Bocio.
Acupuntura: Perpendicular, a 3 fen de profundidad.
Moxas: 3 veces.

• **6 E. Jiache (Vehículo de masticación)**

Situación: En la prominencia del músculo masetero, al apretar los dientes, a un dedo de ancho hacia arriba y por delante del ángulo de la mandíbula.
Síntomas: Parálisis facial. Hemiplejia. Neuralgia del trigémino. Dolor en la nuca. Atonía de los músculos del cuello. Imposibilidad de masticar.
Acupuntura: Perpendicular, a 3 fen de profundidad.
Moxas: 5 veces.

• **7 E. Xiaguan (Barrera inferior)**

Situación: Delante de la oreja, bajo el arco cigomático, frente al cóndilo mandibular, en un hueco que se llena al abrir la boca.
Síntomas: Especial para la parálisis facial. Luxación de la mandíbula. Otitis. Sordera.
Acupuntura: A 3 fen de profundidad.
Moxas: Prohibidas.

- **8 E. Touwei *(Gran acogida)***

Situación: A 0.5 cun arriba del ángulo frontal, a nivel del borde del nacimiento del pelo, a 4.5 cun del canal DU.

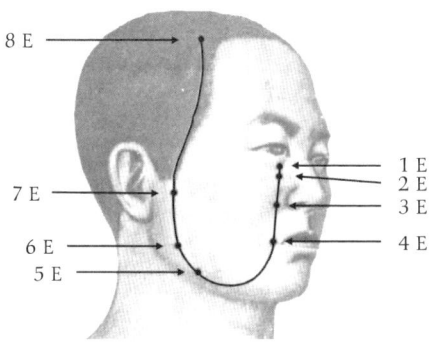

Figura 24

Síntomas: Parálisis facial. Dolores oculares. Espasmo de los labios. Trismo. Lagrimeo. Visión débil. Vértigo. Congestión cerebral.
Acupuntura: Perpendicular oblicua, a una profundidad a 3 fen.
Moxas: PROHIBIDAS.

- **9 E. Renying *(Acogida humana)***

Situación: Borde anterior del esternocleidomastoideo, en el borde superior del cartílago tiroides.
Síntomas: Plenitud torácica. Basedow (Acción sobre la tiroides). Angina.
Acupuntura: Muy superficial.
Moxas: Prohibidas.

• 10 E. Shuitu (Agua surgente)

Situación: Borde exterior del esternocleidomastoideo, en la horizontal del cartílago cricoides.
Síntomas: Angina. Son llamados puntos de los cantores, su punción en tonificación aumenta la claridad de la voz (La Fuye). Edema. Disfonía. Tos. Angina.
Acupuntura: Oblicua, a 3 fen de profundidad.
Moxas: 3 veces.

• 11 E. Qishe (Casa de la energía)

Situación: Borde superior de la clavícula, en su parte interna.
Síntomas: Angina. Faringitis. Amigdalitis. Adenitis cervical. Tortícolis. Disnea. Neuralgia intercostal.
Acupuntura: Perpendicular, a 3 fen de profundidad.
Moxas: 3 veces.

• 12 E. Tiangai (Palangana desportillada)

Situación: Borde superior de la clavícula, a 4 distancias de la línea media.
Síntomas: Dolores de la cintura escapular. Estados febriles. Gastritis. Hipertensión. Bronquitis. Angina. Disnea.
Acupuntura: Perpendicular, a 3 fen de profundidad.

• 13 E. Qiju (Puerta de la energía)

Situación: En el hueco infraclavicular, en la horizontal del punto 21 VC, a 4 distancias (línea mamilar).
Síntomas: Dolores de hombro y espalda. Tos. Inflamaciones de la cara. Erupciones. Bronquitis. Pleuritis. Dismenorrea. Apnea. Metrorragia
Acupuntura: Oblicua, a 3 fen de profundidad.
Moxas: 5 veces.

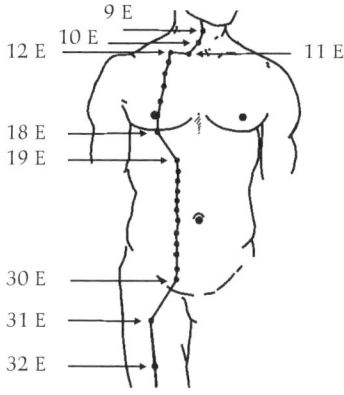

Figura 25

- **14 E. Kufang (Casa del tesoro)**

Situación: En el primer espacio intercostal, a 4 distancias del lateral de la línea media.
Síntomas: Congestión pulmonar. Pleuritis. Tos con expectoración. Asma. Enfisema. Gastritis. Erupciones. Hiperclorhidria. Apnea.
Acupuntura: Oblicua, a una profundidad de 3 fen.
Moxas: Indirectas.

- **15 E. Wuyi (Mansión cubierta)**

Situación: En el segundo espacio intercostal, algo por fuera del punto anterior, a 4 distancias de la línea media
Síntomas: Tos con disnea y expectoración. Dolor de pecho.
Acupuntura: Oblicua, a 3-4 fen de profundidad.
Moxas: Indirectas.

• 16 E. Yinchuang (Ventana del pecho)

Situación: En el tercer espacio intercostal, a 4 distancias de la línea media.
Síntomas: Gastritis. Diarrea. Mastitis. Insomnio. Fiebre. Tos. Disnea. Plenitud torácica. Congestión pulmonar. Tumor en el seno.
Acupuntura: Oblicua, a 3-4 fen de profundidad.
Moxas: 5 veces.

• 17 E. Ruzhong (Mitad del seno)

Situación: En el centro del pezón, 4º espacio intercostal.
Síntomas: Todas las enfermedades del pezón, abscesos, fisuras, úlceras.

PROHIBIDO PUNZAR O MOXAR

• 18 E. Rugen (Raíz del seno)

Situación: En el 5º espacio intercostal, a 4 distancias de la línea media.
Síntomas: Tos con disnea. Dolor torácico. Extremidades frías. Mastitis. Bulimia.
Acupuntura: Oblicua, 3-5 fen de profundidad.
Moxas: 3 veces.

• 19 E. Burong (Sin continencia)

Situación: A 3 distancias de la línea media, en la horizontal de la fosa del apéndice xifoides.
Síntomas: Inapetencia. Gastritis. Vómitos. Diarrea. Dolor precordial de hombros y espalda. Tos. Disnea. Dilatación del estómago. Anorexia.
Acupuntura: Perpendicular, a 3-4 fen.
Moxas: 5 veces.

• 20 E. Chengman *(Recepción de la plenitud)*

Situación: A 2 distancias de la línea media, a una por debajo del punto anterior, en la horizontal del punto 13 VC.
Síntomas: Palpitaciones. Insomnio. Inapetencia. Anorexia. Sialorrea. Vómitos de sangre. Dispepsia.
Acupuntura: Perpendicular, a 3 fen de profundidad.
Moxas: 5 veces.

• 21 E. Liangmen *(Puerta de vigas)*

Situación: A 2 distancias de la línea media y a 4 por encima de la horizontal del ombligo, a una distancia del punto precedente. Punto medio entre el esternón y el ombligo.
Síntomas: Depresión. Insomnio. Problemas digestivos. Hernia inguinal. Disfunción vesicular. Meteorismo.
Acupuntura: Perpendicular, a 3 fen de profundidad.
Moxas: 5 veces.

• 22 E. Guangmen *(Puerta de la barrera)*

Situación: A 2 distancias de la línea media, a 3 por encima de la horizontal del ombligo.
Síntomas: Inapetencia. Hernia inguinal. Diarrea. Dolor de abdomen. Incontinencia de la orina. Gastritis aguda.
Acupuntura: Perpendicular, a 8 fen de profundidad.
Moxas: 5 veces.

- **23 E. Taiyi (Gran bambú)**

Situación: A 2 distancias de la línea media, a 2 de la horizontal de ombligo.
Síntomas: Psicosis. Dolor precordial. Inapetencia. Dispepsia.
Acupuntura: Perpendicular, a 8 fen.
Moxas: 5 veces.

- **24 E. Huaroumen (Carne resbaladiza)**

Situación: A 2 distancias de la línea media, a una por encima de la horizontal del ombligo.
Síntomas: Psicosis. Epilepsia. Vómitos. Glositis Gastroenteritis. Úlceras en la lengua. Especial para tratar la diarrea.
Acupuntura: A 6 fen de profundidad.
Moxas: 5 veces.

- **25 E. Tianshu (Eje celestial)**

Función: Punto de ALARMA del IG.
Situación: Sobre la horizontal del ombligo, a 2 distancias de la línea media.
Síntomas: Dismenorrea. Leucorrea. Esterilidad. Afecciones crónicas del estómago. Especial en la diarrea. Meteorismo. Metrorragia. Enterocolitis. Disentería. Estreñimiento.
Acupuntura: Perpendicular, a 5 fen de profundidad.
Moxas: 5 veces.

- **26 E. Wailing (Colina exterior)**

Situación: A 2 distancias de la línea media, a una por debajo de la horizontal del ombligo.

Síntomas: Estreñimiento. Dolor irradiado al ombligo. Vómitos. Constipación. Hernia. Espasmos abdominales.
Acupuntura: Perpendicular, a 3 fen de profundidad.
Moxas: 5 veces.

• **27 E. Daju (Gran coloso)**

Situación: A 2 distancias de la línea media, a 2 por debajo de la horizontal del ombligo.
Síntomas: Hernia. Dolor abdominal. Temor. Insomnio. Dismenorrea. Disuria. Colon irritable. Anuria. Eyaculación precoz.
Acupuntura: Perpendicular, a 5-8 fen de profundidad.
Moxas: 5 veces.

• **28 E. Shuidao (Curso de agua)**

Situación: A 2 distancias de la línea media, a 3 por debajo del ombligo, a 2 del borde superior del pubis.
Síntomas: Anuria. Paresia vesical. Espasmos y dolores uterinos. Anexitis. Esterilidad. Dolores en la espalda hombros y región lumbar. Cistitis. Nefritis. Prolapso rectal.
Acupuntura: Perpendicular, a 2-3 fen de profundidad.
Moxas: 5 veces.

• **29 E. Sulai (Retorno)**

Situación: A 2 distancias de la línea media, a 1 por encima del borde superior del pubis.
Síntomas: Orquitis. Dolor de pene. Impotencia. Amenorrea. Dismenorrea. Vaginitis. Frigidez. Esterilidad. Inflamación de las mamas.
Acupuntura: Perpendicular, a 5-8 fen de profundidad.
Moxas: 5 veces.

- **30 E. Qichong *(Asalto de energía)***

Función: Regula la energía y la distribuye por los meridianos.
Situación: Borde superior del pubis, a 2 distancias de la línea media.
Síntomas: Debilidad. Agotamiento. Dolores precordiales. Dolor de pene. Impotencia. Lumbalgia. Parto prolongado. Retracción dolorosa de los testículos. Cálculos vesicales. Hernia. Sudores abundantes.
Acupuntura: Perpendicular, a 3 fen, con precaución.
Moxas: 3 veces.

- **31 E. Biguan *(Barrera de la cadera)***

Situación: En la cara anterior del muslo, por debajo de la espina iliaca, en la fosa de la parte lateral al músculo sartorio, al flexionarlo.
Síntomas: Dolores y calambres de estómago. Dolor en la región renal. Parálisis de los miembros inferiores. Problemas en las lumbares. Dolor en el bajo vientre, ano, muslo, piernas y caderas.
Acupuntura: Perpendicular, a 6 fen de profundidad.
Moxas: 3 veces.

- **32 E. Futu *(Liebre acostada)***

Situación: Mitad de la cara anterior del muslo, a 8 distancias por encima de la interlínea articular de la rodilla, seis por encima del borde superior de la rótula, sobre una masa muscular.
Síntomas: Todas las afecciones ginecológicas. Problemas periféricos circulatorios de las piernas. Claudicación intermitente. Calambres. Varices. Edema. Enfriamiento. Gastralgia. Meteorismo. Parálisis de las piernas. Colitis ulcerosa.

Acupuntura: Perpendicular, a 5 fen de profundidad.
Moxas: Prohibidas.

• 33 E. Yinshi (Mercado a la sombra)

Situación: A 3 distancias por encima del borde superior de la rótula, entre el vasto externo y el recto anterior.
Síntomas: Diabetes. Dismenorrea. Espasmos uterinos. Temblor de manos. Disuria. Reumatismo del miembro inferior, en especial de las rodillas. Sensación de frío. Parálisis lumbar Entumecimiento. Debilidad general.
Acupuntura: Perpendicular a 3-7 fen de profundidad.
Moxas: 3 veces.

• 34 E. Liangqiu (Colina de las vigas)

Función: Punto GEKI. Procesos agudos dolorosos en relación con el meridiano del estómago.
Situación: A 2 distancias por encima del borde superior de la rótula, entre el vasto externo y el recto anterior.
Síntomas: Problemas relacionados con la rodilla. Dolores lumbares, de rodilla y del pie. Cistitis. Edema. Dolor de pecho.
Acupuntura: Perpendicular, a 3 fen de profundidad.
Moxas: 3 veces.

• 35 E. Dubi (Hocico de ternera)

Situación: En la parte antero externa de la rodilla, en el hueco del borde externo del ligamento rotuliano.
Síntomas: Inflamación de la rodilla. Poca movilidad. Edema en la pierna por humedad y dolor de la rodilla.
Acupuntura: Perpendicular, a 3-6 fen de profundidad.
Moxas: 3 veces.

- **36 E. Zusanli (*Divina indiferencia terrestre*)**

Función: Es punto DOMINANTE o transmisor. (5 elementos).
Situación: A 3 distancias por debajo de la rótula, entre la sor-tibial anterior y el extensor común de los dedos.

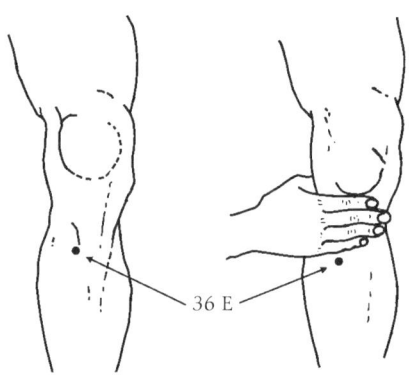

Figura 26

Síntomas: Problemas de los órganos internos. Enflaquecimiento de los tuberculosos. Todos los problemas del Sistema nervioso.
Pérdida de energía. Dolor lumbar, no puede agacharse ni enderezarse. Cansancio y debilidad de las piernas. Pérdida de energía. Malas digestiones. Hinchazón de rodilla. Dolor lumbar y de pies. Intoxicación alimenticia. Incontinencia urinaria. Trastornos del habla.
Acupuntura: 5-8 fen de profundidad.
Moxas: 5-15 veces.

• 37 E. Shangjuxu (Abundancia generosa)

Situación: A 3 distancias, verticalmente, debajo del 36 E.
Síntomas: Dispepsia. Colitis crónica. Trastornos reumáticos del pie y de la rodilla. Flatulencia. Anorexia. Anemia cerebral.
Acupuntura: Perpendicular, a 3 fen de profundidad.
Moxas: 3 veces.

• 38 E. Tiaokun (Apertura regular)

Situación: A 2 distancias, en vertical, del punto anterior.
Síntomas: Dolor de rodillas. Sensación de frío y debilidad de las piernas, calambres de las pantorrillas. Punto especial para las enfermedades del hombro. Sensación de frío en piernas.
Acupuntura: Perpendicular, a 5-8 fen.
Moxas: 5 veces.

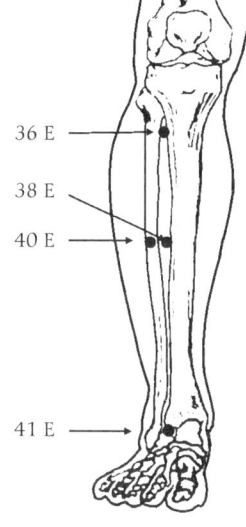

Figura 27

• 39 E. Xiajuxu (Relieve inferior)

Situación: A 1 distancia en vertical, por debajo del anterior.
Síntomas: Angina. Inapetencia. Problemas reumáticos y circulatorios periféricos de las piernas. Dolores en los tobillos y el talón. Acción especial sobre el intestino delgado. Neuralgia intercostal.

Acupuntura: Perpendicular, a una profundidad 3-8 fen (0.5 cun).
Moxas: 3 veces.

• 40 E. Fenlong *(Abundancia y prosperidad)*

Función: Punto de PASAJE (LO) del meridiano del estómago con el del bazo-páncreas.
Situación: En la mitad de la línea que une la articulación de la rodilla y el maléolo externo, por fuera del 36 E.
Síntomas: Inquietud. Somnolencia. Cefaleas. Amigdalitis. Faringitis. Disfonía. Congestión de tórax, cuello y cabeza. Asma. Gastritis. Congestión hepática. Anuria. Problemas reumáticos en las piernas. Esquizofrenia. Epilepsia. Hace descender la energía de la parte alta del cuerpo. Pleuritis.
Acupuntura: Perpendicular, a 3 fen de profundidad (0.5 cun).
Moxas: 3-7 veces.

• 41 E. Jiexi *(Valle de la tibia)*

Función: Punto de TONIFICACIÓN del estómago. Punto KING-Fuego (5 elementos).
Situación: En la garganta del pie, donde éste flexiona entre los dos tendones.
Síntomas: Constipación. Meteorismo. Cefalea. Astenia. Inquietud. Vértigo. Estados depresivos. Blefaritis. Otitis. Anorexia. Vómitos. Aerofagia. Palpitaciones. Dolores de piernas, pie y rodilla. Calambres. Edema de la cara. Pie hinchado.
Acupuntura: Perpendicular, a 5 fen de profundidad.
Moxas: 3 veces.

- **42 E. Chongyang *(Asalto del Yang)***

Función: Punto FUENTE de estómago.
Situación: A 2 distancias del punto precedente, en la extremidad proximal del 2º metatarsiano, a 3 distancias del espacio interdigital del 2º y 3º dedos del pie.
Síntomas: Falta completa de apetito. Excitación. Vértigo. Cefalea. Odontalgia. Estomatitis. Algias reumáticas de los miembros inferiores.
Acupuntura: Perpendicular, a 3-5 fen de profundidad.
Moxas: 5 veces.

- **43 E. Xiangu *(Valle hundido)***

Función: Punto IU-Madera del Meridiano del E (5 elementos).
Situación: Entre el 2º y 3º metatarsianos, a dos distancias del espacio interdigital proximal, en un hueco.
Síntomas: Estados congestivos de la cara. Dolores de abdomen. Borborigmos. Hemorroides. Dolores del dorso del pie.
Acupuntura: Perpendicular, a 3-5 fen de profundidad.
Moxas: 3 veces.

- **44 E. Neiting *(Corte interior)***

Función: Punto IONG-Agua del meridiano del E (5 elementos).
Situación: En el espacio interdigital del 2º y 3º dedos sobre el borde externo del 2º dedo.
Síntomas: Busca silencio. Angina. Espasmos. Gingivitis. Meteorismo. Disentería. Inapetencia. Excitación. Pesadillas. Algias reumáticas de las piernas. Boca desviada.
Acupuntura: Perpendicular, a 3 fen de profundidad.
Moxas: 3 veces.

• 45 E. Lidui (Pago cruel)

Función: Punto de SEDACIÓN del E. Punto TZING-Metal (5 elementos).
Situación: Angulo ungular externo del 2º dedo, a 2 mm detrás y fuera.
Síntomas: Epigastrio hinchado. Insomnio. Pesadillas. Miedo. Obstrucción nasal. Anosmia. Odontalgia del maxilar superior. Píloro. Espasmo. Hiperclorhidria. Enflaquecimiento con bulimia. Trastornos hepáticos. Reumatismo de las piernas.
Acupuntura: Oblicua, a 0.1 cun.

CAPÍTULO 5

Meridiano del Bazo-Páncreas

(Taiyin del pie)

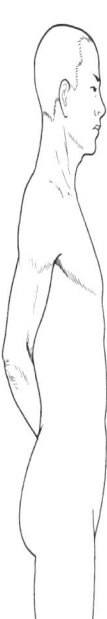

Horario: De 9 a 11 horas, para SEDAR. Después de ese horario: TONIFICAR.
Pulso: Mano derecha, zona II (Central) PROFUNDO.
Meridiano Acoplado: Estómago.
Número de puntos: 21 bilaterales
Energía: Centrífuga
Trayecto: Comienza en el borde interno del dedo gordo del pie, en 1 BP (Yimbai), sigue por su borde interno, pasa por delante y por abajo del maléolo interno posterior, sube a la pierna por el borde posterior de la tibia, alcanza la cara interna de la rodilla, sube por la cara interna del muslo, entra en el abdomen, asciende al tórax por la línea mamilar hasta el 2º espacio intercostal; bajando de

nuevo, termina en el 7º espacio intercostal, sobre la línea axilar (21 BP Dabao).

Función: Comanda a dos órganos: al Bazo, como regulador de la hematopoyesis; y al páncreas, con su función reguladora del glucógeno.

Síntomas de alteración: Dolor epigástrico. Meteorismo. Flatulencia. Anorexia. Depresión. Dolor agudo precordial. Insomnio. Debilidad muscular con sensación de frío. Rodilla hinchada. Dificultad al andar.

Síntomas de vacío: Hinchazón abdominal. Aerocolia y aerogastria. Diarrea líquida con restos no digeridos. Falta de sed. Digestiones lentas. Abdomen doloroso.

Síntomas de exceso: Cuerpo pesado. Constipación. Dolor en la planta de los pies. Sensación de tensión en tórax y abdomen. Contractura muscular.

Vasos secundarios: En el hipogastrio, se conecta con los puntos 3-4 VC. El 6 BP es el punto de reunión con los meridianos Hígado y Riñón.

Los puntos 13, 15 y 16 BP forman parte del vaso Inn-Oe, y por él entra en conexión con los puntos 22 y 23 VC. (Síntomas en la lengua).

Del 21 BP, parten numerosos capilares por todo el tórax, por los que se distribuye la energía del estómago.

El 4 BP está conectado con el 42 E.

Otros vasos secundarios lo ligan con los puntos: 1 P, 24 VB, 14 H, 10 y 17VC.

Puntos comando:	
Tonificación: 2 BP (Dadu)	Sedación: 5 BP (Shangqiu)
Fuente: 3 BP (Taibai)	Asentimiento: 20 V (Pishu)
Alarma: 13 H (Zhangmen)	Pasaje: 4 BP (Gongsen)

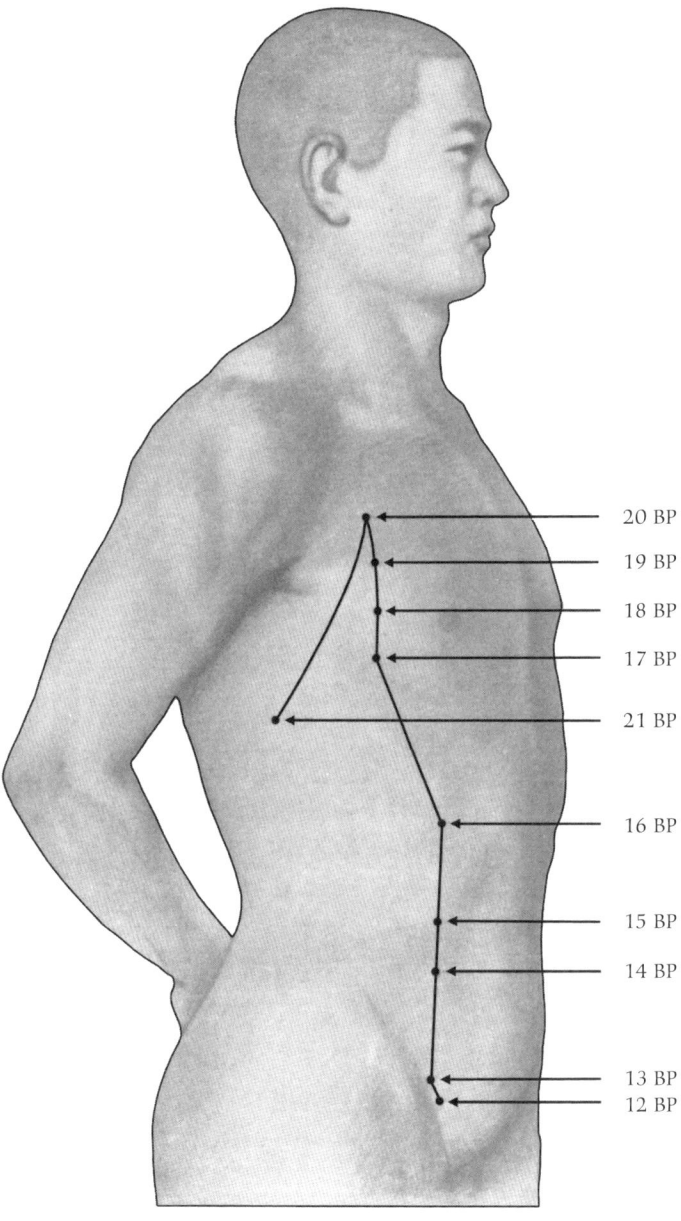

Figura 28. Meridiano del Bazo-Páncreas

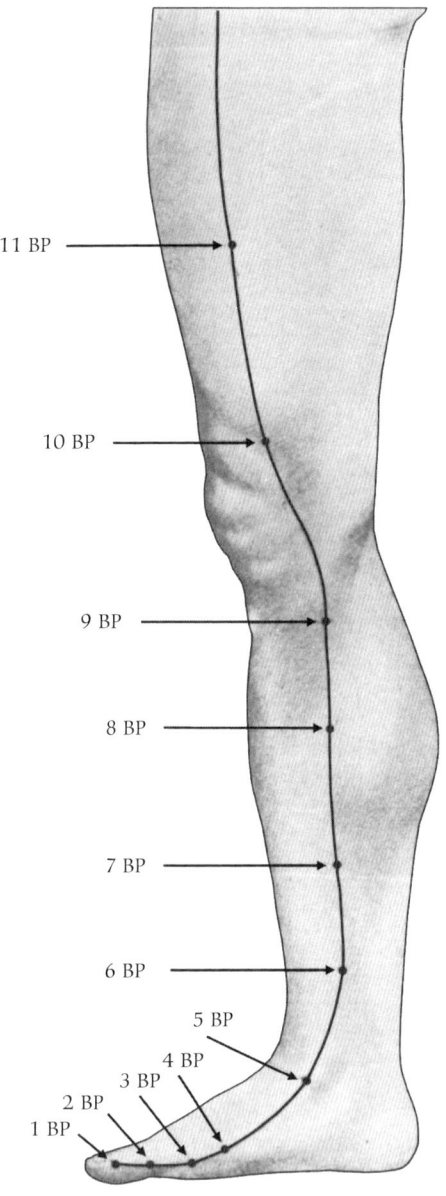

Figura 29. Meridiano del Bazo-Páncreas

Puntos de los cinco elementos: Tsing-madera, 1 BP. Iong-fuego, 2 BP. Iu-tierra, 3 BP. King-metal, 5 BP. Ho-agua, 9 BP.
Punto dominante: 3 BP.

El meridiano del BP forma con el del P el meridiano (INN SUPREMO). Contiene más energía que sangre, por lo que se aconseja hacer sangrar sus puntos.

- **1 BP. Yinbai (Claridad oculta)**

Función: Punto TSING-Madera del Meridiano del BP (5 elementos).
Situación: Dedo gordo del pie, 2 mm (1 fen), detrás del ángulo ungular interno.
Síntomas: Psiquismo. Hemorroides. Vómito. Depresión. Menstruación prolongada. Distensión abdominal. Mucho sueño o insomnio..
Acupuntura: Perpendicular, a 1 fen de profundidad.
Moxas: Prohibidas.

- **2 BP. Dadu (Gran ciudad)**

Función: Punto de TONIFICACIÓN. Punto IONG-Fuego (5 elementos).
Situación: Borde interno del pie, delante de la articulación metatarsofalángica del dedo gordo, en un hueco, en la unión de la piel roja con la blanca.
Síntomas: Anorexia. Dolor epigástrico. Calambres del estómago. Inquietud. Insomnio. Falta de concentración. Reumatismo articular. Lumbago. Gota. Acción sobre la hipófisis. Mucho sueño. Dolores renales. Cefalea. Pérdida de apetito. Fatiga general.
Acupuntura: Perpendicular, a 3 fen (0.1 cun).
Moxas: 3 veces.

• **3 BP. Taibai *(Claridad suprema)***

Función: Punto FUENTE del Meridiano del BP. Punto Iu-tierra (5 elementos). Es punto DOMINANTE.
Situación: Borde interno del pie, detrás de la articulación metatarsofalángica, del dedo gordo, en un hueco.
Síntomas: Hiperclorhidria. Calambres en el hueco epigástrico. Malas digestiones. Vientre hinchado. Falta de concentración. Hemorroides. Fiebre sin sudor.
Acupuntura: Perpendicular, a 3 fen de profundidad (1-2 cun).
Moxas: 3 veces.

• **4 BP. Gongsun *(Nieto de príncipe)***

Función: Punto PASAJE (LO) con el Meridiano del estómago con el que se conecta en el punto FUENTE (42 E).
Situación: En el borde interno del pie, detrás de la articulación metatarsofalángica del dedo gordo.
Síntomas: Dolor de estómago. Edema. Epilepsia. Espasmo en el píloro. Dolor precordial. Inapetencia. Vaginismo. Cirrosis.
Acupuntura: Perpendicular, a 4 fen de profundidad.

• **5 BP. Shangqiu *(Cerro de los mercaderes)***

Función: Punto de SEDACIÓN. Punto KING-Metal (5 elementos).
Situación: Garganta del pie, delante y debajo del maléolo interno, en un hueco, por dentro del tendón extensor del dedo gordo del pie.
Síntomas: Cuerpo frío, pesado. Desea dormir. Articulaciones dolorosas. Dolor de la garganta del pie. Dolores de varices. Dolores de huesos. Rigidez de la lengua. Convulsiones. Tristeza. Obsesiones. Ictericia.
Acupuntura: Perpendicular, a 3 fen de profundidad (0.3 cun).
Moxas: 3 veces.

• 6 BP. Sanyinjiao (Cruce de los 3 Yin)

Función: Cruce con los Meridianos del Riñón, Hígado y BP.

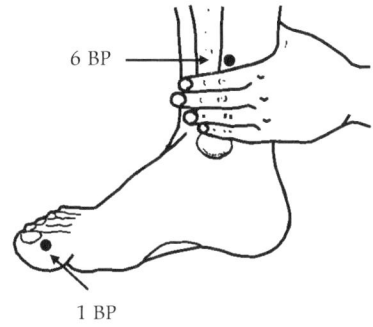

Figura 30

Situación: A 3 distancias por encima del punto más saliente del maléolo interno, cerca del borde posterior de la tibia.

Síntomas: Ancianos sin energía. Incontinencia urinaria. Reglas abundantes. (Sedando el punto se provoca la venida de la regla). Úlceras varicosas. Todo trastorno genital en la mujer. Luxación del maxilar. Dolor en el pene o clítoris. Hinchazón del pie. Hemiplejia.
La Tonificación del 4IG y la sedación del 6 BP puede provocar el aborto. Sedando el 4IG y tonificando el 6BP, se favorece la fecundación. Todas las afecciones genitales. Neurastenia.

Acupuntura: Perpendicular, a 3 fen de profundidad (0.5 cun). Prohibido en las embarazadas.

Moxas: 3 veces.

• **7 BP. Lougu (Valle abierto)**

Situación: Borde posterior de la tibia, a 6 distancias por encima del punto más saliente del maléolo interno.
Síntomas: Dolor en la rodilla. Bulimia con enflaquecimiento. Flojedad de las piernas. Inflamación abdominal.
Acupuntura: Perpendicular, a 3 fen de profundidad (0.5-1).
Moxas: 3 veces.

• **8 BP. Diji (Fuerza dividida)**

Función: Punto GEKI (Japonés).
Situación: Borde posterior de la tibia, a 5 distancias por debajo de la interlínea articular de la rodilla.
Síntomas: Dolor agudo de abdomen. Dispepsia. Inapetencia. Dismenorrea. Leucorrea. Dolores de rodilla y renales. Anorexia.
Acupuntura: Perpendicular, a 3 fen de profundidad.
Moxas: 3 veces.

• **9 BP. Yinlingquan (Fuente de la colina inn)**

Función: Punto Ho (5 elementos).

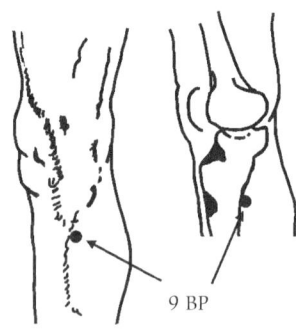

Figura 31

Situación: Borde interno de la tibia, a 2 distancias por debajo de la articulación de la rodilla.
Síntomas: Artritis de rodilla. Insomnio. Impotencia. Dolor lumbar y de rodilla. Espermatorrea. Vaginitis. Incontinencia de la orina. Inapetencia.
Acupuntura: Perpendicular, a 5 fen de profundidad (0,5 cun).
Moxas: 3 veces.

- **10 BP. *Xuehai (Mar de sangre)***

Situación: A 4 distancias por encima de la articulación de la rodilla, en un hueco por delante del músculo sartorio.

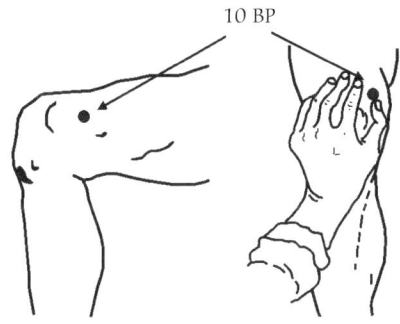

Figura 32

Síntomas: Dismenorrea. Metrorragia. Incontinencia de la orina. Todas las enfermedades supurativas de la piel. Hemorroides.
Acupuntura: Perpendicular, a 5 fen de profundidad (1 cun).
Moxas: 3 veces.

• 11 BP. Jimen (Puerta de los sistemas orgánicos)

Situación: Cara interna del muslo, a 10 distancias de la articulación de la rodilla, sobre la arteria femoral. Se palpa el pulso «revelador» del bazo.
Síntomas: Adenitis inguinal. Incontinencia o retención de la orina. Dolor durante la micción.
Acupuntura: Perpendicular, a 5 fen (0.5 cun).
Moxas: 5 veces.

• 12 BP. Tchrong-Menn (Puerta de asalto)

Situación: En el pliegue de la ingle, a nivel de la horizontal que pasa por el borde superior del pubis, a 3 distancias y media de la línea media.
Síntomas: Dolores abdominales. Leucorrea. Meteorismo. Hernia.
Acupuntura: Perpendicular, a 7 fen de profundidad.
Moxas: 5 veces.

• 13 BP. Fushe (Casa de los talleres)

Función: Punto del Vaso INN-OE. Punto de reunión con el meridiano del hígado.
Situación: A una distancia por encima y algo por fuera del punto anterior, a 4 de la línea media.
Síntomas: Colitis y espasmos intestinales. Estreñimiento. Indigestión. Tumores abdominales. Hepatitis.
Acupuntura: Perpendicular, a 7 fen de profundidad (1 cun).
Moxas: 5 veces.

• 14 BP. Fujie (Receptáculo del soplo)

Situación: A una distancia por debajo de la horizontal del ombligo y a 4 de la línea media.

Síntomas: Tos con disnea. Transpiración abundante. Diarrea. Dolores periumbilicales. Astenia.
Acupuntura: Perpendicular, a 7 fen de profundidad.
Moxas: 5 veces.

- *15 BP. Daheng (Gran transverso)*

Función: Punto del Vaso INN-OE.
Situación: Sobre la horizontal del ombligo, a 4 distancias de la línea media.
Síntomas: Transpiración abundante. Parálisis de los cuatro miembros. Disentería muy grave. Influenza. Agotamiento. Ulcus de duodeno. Epilepsia.
Acupuntura: Perpendicular, a 7 fen de profundidad.
Moxas: 5 veces.

- *16 BP. Fugi (Dolencia abdominal)*

Función: Punto del Vaso INN-OE.
Situación: A 3 distancias por encima de la horizontal del ombligo y a 4 de la línea media, a nivel del 11 V C.
Síntomas: Úlcera gástrica y duodenal. Gastralgia. Estreñimiento.
Acupuntura: Perpendicular, a 3 fen de profundidad.
Moxas: 5 veces.

- *17 BP. Shidou (Apertura alimentaria)*

Situación: En el 5° espacio intercostal, a 6 distancias de la línea media.
Síntomas: Dolor torácico y de costado. Dolor en la zona hepática. Congestión pulmonar.
Acupuntura: Oblicua, a 4 fen de profundidad.
Moxas: 5 veces.

• 18 BP. Tianxi (Garganta celeste)

Situación: En el 4º espacio intercostal, a 6 distancias de la línea media, sobre la horizontal del mamelón.
Síntomas: Absceso de mama. Bronquitis. Tos. Neumonía. Angor pectoris. Asma con flemas. Neumonía.
Acupuntura: Oblicua, a 4 fen de profundidad.
Moxas: 5 veces.

• 19 BP. Xiongxiang (Región del pecho)

Situación: En el 3^{cr} espacio intercostal, a 6 distancias de la línea media.
Síntomas: Plenitud torácica. Hipocondralgia. Trastornos digestivos. Eructos.
Acupuntura: Oblicua, a 3 fen de profundidad.
Moxas: 5 veces.

• 20 BP. Zhourong (Sangre circulante)

Situación: En el 2º espacio intercostal, a 6 distancias de la línea media.
Síntomas: Inapetencia. Anorexia. Tos. Sed intensa. Plenitud y dolores torácicos. Insomnio.
Acupuntura: Oblicua, a 4 fen de profundidad.
Moxas: 5 veces.

• 21 BP. Dabao (Gran propulsor)

Situación: En el 7º espacio intercostal, sobre la línea axilar.
Síntomas: Dolor torácico. Problemas de estómago, hígado y vesícula biliar.
Acupuntura: Oblicua, a 3 fen de profundidad.
Moxas: 3 veces.

CAPÍTULO 9

Meridiano del Maestro Corazón
(o circulación-sexualidad)

(Yueyin de la mano)

Horario: De 19 a 21 horas, para SEDAR.
Después de ese horario: Para TONIFICAR.
Pulso: Mano derecha, Zona III (Proximal). PROFUNDO.
Meridiano Acoplado: Triple Recalentador.
Número de puntos: 9 Bilaterales
Sentido de la Energía: Centrífuga
Trayecto: Comienza en el 4º espacio intercostal, por fuera de la mamila, en el punto Tianchi (1 MC). Sube por el tórax entre los Meridianos del Estómago y Bazo-Páncreas pasando a la cara interna del brazo. Cruza el pliegue del codo por dentro del tendón del bíceps.

Recorre el antebrazo por la línea media, cruza el pliegue de la muñeca por el centro y llega a la palma de la mano. Bordea el dedo medio y termina en el ángulo ungular interno (lado del pulgar).

Función: No representa a ningún órgano, más bien a una serie de funciones relacionados con el corazón. Tiene mucha Energía YIN, lo que hace que predominen los síntomas depresivos y congestivos. Representa también todo lo relacionado con lo humoral, hormonal e inmunológico. Forma con el meridiano del Triple Recalentador una unidad reguladora, en la que representa el polo INN.

Síntomas de alteración: Calor en la palma de la mano. Antebrazo y codo rígidos. Edema de la axila. Descontento. Plenitud torácica. Dolor de corazón. Cara colorada, ojos amarillos, visión velada.

Síntomas de vacío: Rigidez de nuca. Depresión. Cansancio.

Síntomas de exceso: Dolor cardiaco. Halitosis. Opresión. Cefalea.

Vasos secundarios: El punto 1 MC está conectado por vasos secundarios con los meridianos del H y VB y con los puntos 7, 12 y 13 VC.

Del punto 8 MC parte un vaso secundario que lo une al punto 1 TR.

El punto 6 MC es el Punto Maestro del Vaso Inn-Oe y es, por otra parte, el punto de pasaje del meridiano, estando conectado con el punto fuente del meridiano del Triple Recalentador, 4 TR.

El punto fuente 7 MC está unido al punto de pasaje 5 TR.

Este meridiano contiene más sangre que energía por lo que se aconseja hacer sangrar sus puntos.

Puntos comando:			
Tonificación: 9 MC (Zhongchong)		Sedación: 7 MC (Dailing)	
Fuente: 7 MC (Dailing)		Asentimiento: 14 V (Jueyinshu)	
Alarma circ.: 1 MC (Tianchu)		Pasaje: 6 MC (Neiguan)	
Alarma sex.: 11 R (Henggu)			

Meridiano del Maestro Corazón

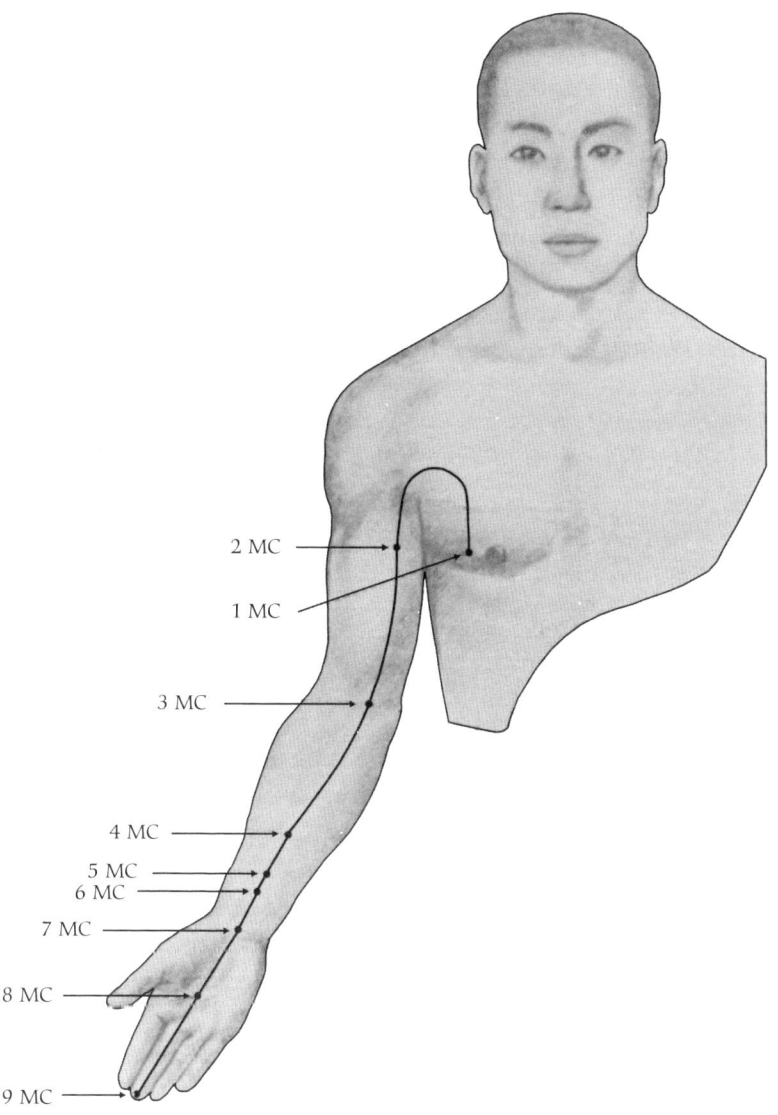

Figura 33. Meridiano del Maestro Corazón

- **1 MC. Tianchi *(Estanque celestial)***

Función: Punto de ALARMA CIRCULATORIA. Punto de reunión con los meridianos del Hígado y de la Vesícula biliar.
Situación: En el 4º espacio intercostal, a una distancia por fuera de la mamila.
Síntomas: Falta de sudor. Adenitis axilar. Laringitis. Dolor en el brazo. Hipertensión. Ansiedad.
Acupuntura: Oblicua, a 2 fen de profundidad.
Moxas: 3 veces.

- **2 MC. *Tianquan (Puente celestial)***

Situación: Sobre la cara antero interna del brazo, a 2 distancias por debajo del pliegue de la axila, sobre el borde del bíceps.
Síntomas: Trastornos reumáticos del brazo. Palpitaciones. Diabetes. Tos. Ambliopía. Vista cansada. Náuseas. Depresión.
Acupuntura: Perpendicular, a 6 fen de profundidad.
Moxas: 3 veces.

- **3 MC. *Quze (Vapores luminosos)***

Función: Punto Ho-Agua, del MC (5 elementos).
Situación: En el pliegue de flexión del codo, junto al borde interno del tendón del bíceps.
Síntomas: Sequedad de la boca. Bronquitis crónica. Emotividad. Esclerosis en placa. Parkinson. Dolor precordial. Indecisión. Esterilidad femenina.
Acupuntura: Perpendicular, a 3 fen de profundidad, se puede sangrar.
Moxas: 3 veces.

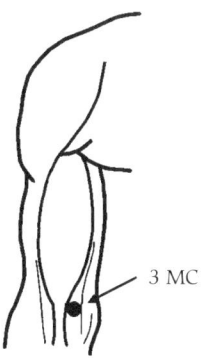

Figura 34

- **4 MC. Ximen (Puerta del límite)**

Función: Punto Geki (japonés) para tratar las afecciones agudas y dolorosas del meridiano.
Situación: A 7 distancias por debajo del pliegue del codo y a 5 por encima del pliegue de flexión de la muñeca, entre el radio y el cúbito.
Síntomas: Amnesia. Dolores reumáticos de antebrazo, muñeca y dedos. Esquizofrenia. Tos. Hemorragias del recto, nariz o estómago. Hemorroides. Miedo.
Acupuntura: Perpendicular, a 3 fen de profundidad.
Moxas: 3 veces.

- **5 MC. Jianshi (El intermediario)**

Función: Punto KING-Metal del meridiano MC (5 elementos). Punto LO de grupo de los 3 meridianos INN del brazo.
Situación: A 3 distancias por encima del pliegue de flexión de la muñeca, entre los tendones del palmar mayor y el menor.

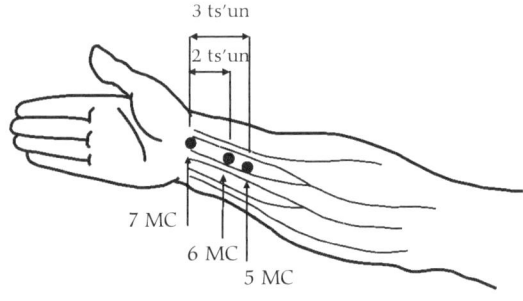

Figura 35

Síntomas: Paludismo. Temor. Congestiones. Hipertensión e hipotensión. Convulsiones. Angina de pecho. Prurito vulvar. Poca energía. Hemorroides. Esquizofrenia. Enfermedades por calor.
Acupuntura: Perpendicular, a 5 fen de profundidad.
Moxas: 3 veces.

• **6 MC. *Neiguan (Barrera interna)***

Función: Punto de PASAJE LO, del meridiano de MC con el del T R. Punto maestro del Vaso Inn-Oe.
Situación: A 2 distancias encima del pliegue de flexión de la muñeca, entre los tendones del palmar mayor y del palmar menor.
Síntomas: Este punto está especialmente indicado para el tratamiento del paludismo. Indecisión. Amnesia. Ojos congestionados. Timidez. Insomnio. Psiquismo. Frigidez. Estrés. Alergias de piel y mucosas. Enfermedades crónicas. Lengua sangrante. Trastornos del diafragma.
Acupuntura: Perpendicular, a 5 fen de profundidad.
Moxas: 3 veces.

- **7 MC. Dailing *(Gran meseta)***

Función: Punto SEDANTE Y FUENTE del Meridiano del MC. Punto IU-Tierra (5 elementos).
Situación: En la mitad del 1er pliegue de flexión de la muñeca.
Síntomas: Su sedación baja la tensión mínima. Psiquismo. Epilepsia. Calambres de la mano. Furunculosis. Tristeza. Metrorragia. Contractura de brazo y codo. Inflamaciones de los ojos. Gastritis. Halitosis. Angor pectoris. Arritmia. Dermatosis. Dolor muy fuerte de abdomen.
Acupuntura: Perpendicular, a 5-6 fen de profundidad.
Moxas: 3 veces.

- **8 MC. Laogong *(Palacio de las fatigas)***

Función: Punto IONG-Fuego del Meridiano del MC (5 elementos).
Síntomas: En medio del pliegue transversal medio de la palma de la mano. Flexionando los dedos de la mano, el punto se encuentra entre el medio y el anular.
Síntomas: Tonifica los órganos sexuales y a los meridianos Inn. Cansancio. Epistaxis. Tos. Asma. Calambres de los escritores. Algias de mano y dedos. Timidez.
Acupuntura: Perpendicular, a 2-3 fen de profundidad.
Moxas: 3 veces.

- **9 MC. Sanjiao *(Asalto central)***

Función: Punto TONIFICACIÓN del Meridiano MC. Punto TSING-Madera (5 elementos.)
Situación: En la extremidad del dedo medio, a 2 mm detrás del ángulo ungular interno (lado del dedo pulgar).

Síntomas: Insuficiencia de energía. Amnesia. Pesadillas. Hipotensión. Vértigo. Impotencia. Miocarditis. Amenorrea. Apoplejía.
Acupuntura: A 1 fen de profundidad.
Moxas: 3 veces.

CAPÍTULO 10

Meridiano del Triple Recalentador Sanjiao

(Shaoyang)

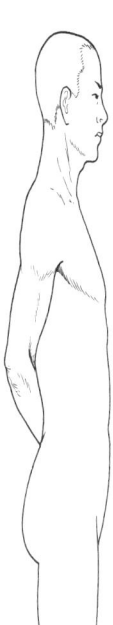

Horario: De 21 a 23 horas, para SEDAR..
Pulso: Radial, mano derecha, Zona III (proximal). SUPERFICIAL.
Meridiano Acoplado: Maestro Corazón.
Número de puntos: 23 Bilaterales
Sentido de la Energía: Centrípeta.
Recorrido: Empieza en el ángulo ungular externo del dedo anular (lado del meñique), sigue por el borde externo del dedo, sube por el dorso de la mano, cruza la muñeca por el centro del pliegue de extensión, continúa por la cara posterior del brazo, alcanza el hombro, sube al cuello, rodea el pabellón de la oreja y termina en la cola de la ceja (23 TR).

Función: Tiene tres funciones en lo fisiológico que son: DIGESTIVA, de transformación alimentaria (superior); CARDIO-RESPIRATORIA, de circulación de la sangre (energía yong) (media); y GENITOURINARIA, que es eliminatoria, y también se encarga de la función sexual (inferior).

Síntomas de alteración: Trastornos del movimiento de los dedos meñique y anular. Sudor abundante. Mente confusa. Dolor y edema de la garganta. Dolor en la mejilla, hombro y brazo (lado externo). Dolor en el ángulo externo del ojo.

Síntomas de vacío: Atonía de la articulación del codo y dificultades en el movimiento de los dedos 4º y 5º.

Síntomas de plenitud: Contractura del codo.

Vasos secundarios: El punto 5 TR es el punto maestro del vaso YANG-OE y del mismo vaso forman parte los puntos 13 y 15 TR.

En el punto 17 TR recibe un vaso secundario de la vesícula biliar.

En el 20 TR, vasos secundarios de la VB e IG.

En el 22 TR, de la VB y del ID.

En el 23 TR, de la VB. Hay otros puntos relacionados con este meridiano y son 1, 3, 4, 5, 7, 11, 12, 15, 20 y 21 de la VB; 12 y 17 VC.

El punto de PASAJE 5 TR, está conectado con el punto FUENTE del meridiano MC (7 MC). El punto FUENTE 4 TR está ligado al de PASAJE de MC (6 MC).

Puntos comando:			
Tonificación:	3 TR (Zhongzhu)	Sedación:	10 TR (Tiangjing)
Alarma princ.:	5 VC (Shimen)	Digestivo:	12 VC (Zhongwan)
Asentimiento:	22 VC (Tiantu)	Genitourinario:	7 VC (Yunliao)
Pasaje:	5 TR (Waiguan)	Respiratorio:	17 VC (Shanzhong)
Fuente:	4 TR (Yangchi)		

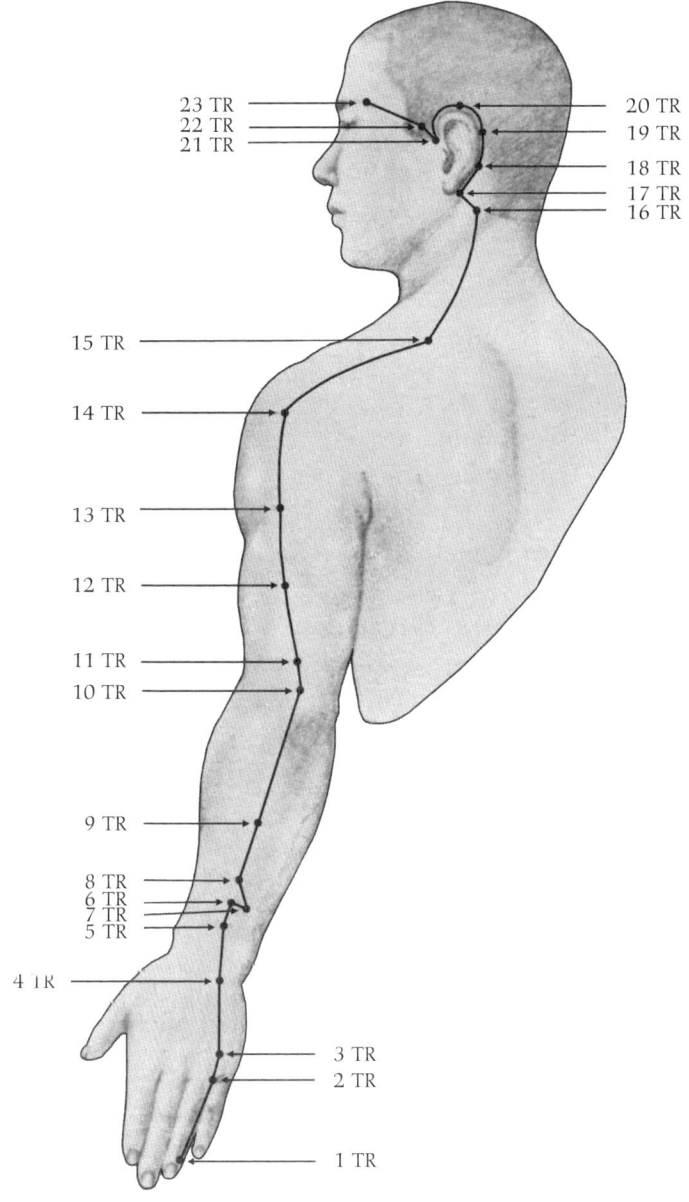

Figura 36

El meridiano del TR forma, junto con el de la VB, el meridiano (Yang medio). Tiene más sangre que energía, por lo que es mejor NO sangrar sus puntos.

• 1 TR. Guanchong (Asalto de la barrera)

Función: Punto TSING-Metal del TR (5 elementos).
Situación: Extremidad del dedo anular, 2mm por detrás y por fuera del ángulo ungular externo, lado meñique.
Síntomas: Vértigo. Reumatismo de brazo y hombro. Insomnio. Vértigo. Conjuntivitis. Boca seca. Náuseas.
Acupuntura: Oblicua, a 1 fen de profundidad. NO sangrar (0.1 cun).
Moxas: 1-3 veces.

• 2 TR. Yemen (Puerta de los líquidos)

Función: Punto IONG-Agua de meridiano del TR (5 elementos).
Situación: En la cara dorsal de la mano, inmediatamente distal de la articulación metacarpofalángica del dedo anular. Cerrando el puño, delante y entre los salientes formados por los metacarpianos 4º y 5º.

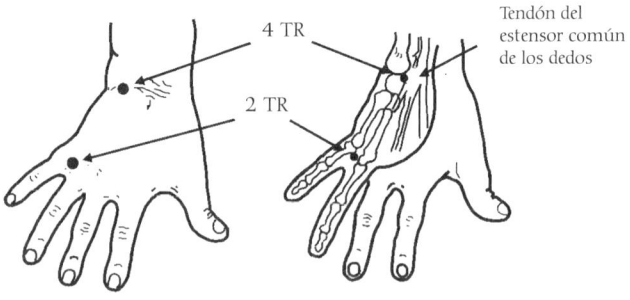

Figura 37

Síntomas: Miedo. Parálisis del codo. Inflamaciones de los ojos. Dolor y dificultad en el brazo y mano.
Acupuntura: Oblicua, a 2 fen de profundidad.
Moxas: 3 veces.

• 3 TR. *Zhongzhu (Islote central)*

Función: Punto TONIFICACIÓN del meridiano del TR. Punto IU-Madera (5 elementos).
Situación: En la cara dorsal de la mano, en el hueco que se forma detrás de los nudillos, entre el 4º y 5º dedos, en la horizontal que pasa por el punto 3 ID.
Síntomas: Artritis. Reumatismo de dedos, hombro y espalda. Fiebre sin sudor. Visión débil. Amigdalitis y laringitis. Acción sobre la tiroides. Impotencia. Torceduras.
Acupuntura: Perpendicular, a 2-3 fen de profundidad (0.5 cun).
Moxas: 3 veces.

• 4 TR. *Yangchi (Estanque del yang)*

Función: Punto FUENTE del meridiano del TR.
Situación: Dorso de la muñeca, en la prolongación del espacio formado por el 3º y 4º dedos, en un hueco formado por la articulación del radio y la muñeca.
Síntomas: Impotencia, frigidez. Tendencia a desmayos. Gastritis. No puede levantar la mano o sostener las cosas. Diabetes.
Acupuntura: Perpendicular, a 2 fen de profundidad (0.3 cun).
Moxas: No recomendables.

- **5 TR. Waiguan (Barrera externa)**

Función: Punto de PASAJE «LO» del meridiano del TR con el de MC. Punto Maestro del vaso YANG-OE.

Situación: A 2 distancias por encima del pliegue dorsal de la muñeca, en la mitad de la cara dorsal del antebrazo.

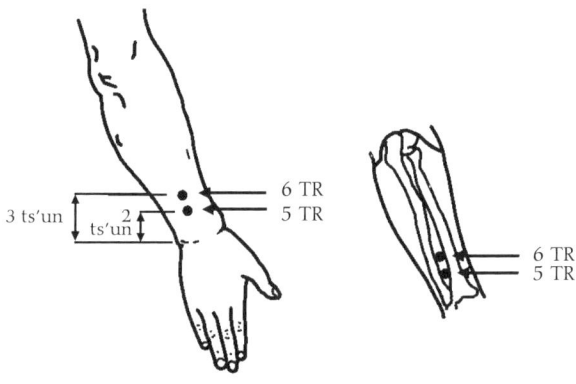

Figura 38

Síntomas: Dolor en los 5 dedos: Todas las cefaleas por cambios meteorológicos (viento, tormentas, etc.). Suda sin motivo. Eczema. Acné. Urticaria. Gastritis. Rinitis. Sordera. Orzuelos. Dolor muy fuerte de abdomen.

Acupuntura: Perpendicular, a 3 fen de profundidad (0.7cun).

- **6 TR. Zhigou (Foso ramificado)**

Función: Punto KING-Fuego del meridiano del TR (5 elementos).

Situación: A 3 distancias encima del pliegue dorsal de la muñeca, en un hueco, entre el radio y el cúbito.

Síntomas: Temblores nerviosos. Tics. Parkinson. Esclerosis en placa. Prurito. Eczema.

Acupuntura: A 5 fen de profundidad.
Moxas: 5 veces.

• **7 TR. *Huizong (Encuentro con los antepasados)***

Función: Punto GEKI japonés, para las afecciones agudas dolorosas relacionadas con el meridiano.
Situación: A 3 distancias del pliegue posterior de la muñeca, en la cara interna del cúbito.
Síntomas: Excitación. Sordera. Angor pectoris. Parkinson.
Acupuntura: Preferible MOXAR que punzar.
Moxas: 5 veces.

• **8 TR. *Sangyangluo (LO, Cruce de los 3 Yang)***

Función: Punto «LO» de grupo de los 3 meridianos Yang del brazo. Opuesto y simétrico al punto 5 MC, que es punto LO de grupo de los 3 meridianos Inn del brazo.
Situación: A 4 distancias del pliegue posterior de la muñeca, en medio de la cara posterior del antebrazo.
Síntomas: Cansancio. Sordera. Afonía.
Acupuntura: Preferible moxar 5-7 veces.

• **9 TR. *Sidu (Cuatro cunetas)***

Situación: Cara posterior del antebrazo, entre el cúbito y el radio, a 5 distancias por debajo de la punta del olécranon.
Síntomas: Dolor de encías. Dedos rígidos. Acufenos. Sordera. Codo de tenista.
Acupuntura: Perpendicular, a 6 fen de profundidad.
Moxas: 3 veces.

• 10 TR. Tianjing (Pozo celestial)

Función: Punto de SEDACIÓN. Punto HO-Tierra (5 elementos).
Situación: A 1 distancia por encima de la punta del olécranon (punzar estando el brazo flexionado).
Síntomas: Fuera de sí por shock. Represión. Reumatismo de hombro y espalda. Tortícolis. Lumbago. Hiperactividad. Parkinson. Calambre de los escritores. Insomnio. Taquicardia. Conjuntivitis. Sudores nerviosos.
Acupuntura: 3 fen de profundidad.
Moxas: 5 veces.

• 11 TR. Qiuglengyuan (Límpido foso abismal)

Situación: A 1 distancia por encima del punto anterior.
Síntomas: Dolor en los ojos. Dolor de hombro.
Acupuntura: A 3 fen de profundidad.
Moxas: 6 veces.

• 12 TR. Xiaoluo (Rivera dispersa)

Situación: A 5 distancias por encima del extremo del codo.
Síntomas: Dolor en cuello y hombro. Cefalea.
Acupuntura: A 5 fen de profundidad.
Moxas: 5 veces.

• 13 TR. Naohul (Reunión del brazo)

Función: Punto del vaso Yang-Oe.
Situación: En la cara posterolateral del brazo, a 1 distancia por debajo del pliegue posterior de la axila.
Síntomas: Dolor de la articulación del hombro, cuello y nuca.
Acupuntura: A 5 fen de profundidad.
Moxas: 10 veces.

• 14 TR. Jianliao (Hueco de los hombros)

Situación: Borde posteroinferior del acromion, en un hueco.
Síntomas: Problemas en la articulación del hombro. Frío en el mismo.
Acupuntura: A 7 fen de profundidad.
Moxas: 5 veces.

• l5 TR. Tianliao (Hueco celestial)

Función: Punto del vaso Yang-Oe.
Situación: En la parte superior del omóplato, en el ángulo interno.
Síntomas: Delirios. Rinitis. Asma. Reumatismo del hombro. Dolor agravado por la humedad. Calambres de los escritores.
Acupuntura: A 5 fen de profundidad.
Moxas: 5 veces.

• 16 TR. Tianyou (Ventana celestial)

Situación: Por debajo y por detrás de la apófisis mastoides.
Síntomas: Dolor de cuello. Sordera. Acufenos. Dolores en los ojos. Edema en la cara.
Acupuntura: A 3 fen de profundidad.
Moxas: Prohibidas.

• 17 TR. Yinfen (Pantalla del viento)

Función: Punto de reunión con el meridiano de la vesícula biliar.
Situación: Detrás del lóbulo de la oreja, en el hueco de delante del borde del mastoides.
Síntomas: Odontalgia. Acufenos. Parálisis facial.

Acupuntura: A 3 fen de profundidad.
Moxas: 5 veces.

• 18 TR. Qimai (Vaso pulsátil)

Situación: Detrás del pabellón de la oreja, a nivel del conducto auditivo externo, en el límite de los cabellos.
Síntomas: Sordera, zumbidos. Congestión cerebral.
Acupuntura: A 1 fen de profundidad.
Moxas: Prohibidas.

• 19 TR. Luxi (Respiración de la cabeza)

Situación: Detrás del pabellón de la oreja, en el límite del cabello.
Síntomas: Vómitos. Acufenos. Asma. Dolor de dientes.
Acupuntura: Prohibida.
Moxas: 5 veces.

• 20 TR. Jiaosun (Dirección descendente)

Función: Punto de reunión entre el meridiano del intestino delgado y de la vesícula biliar.
Situación: En lo más alto del pabellón de la oreja, en el límite de los cabellos.
Síntomas: Ojos con «velo». Tortícolis. Artritis mandibular.
Acupuntura: Prohibida.
Moxas: 5 veces.

• 21 TR. Ermen (Puerta del oído)

Situación: En la depresión que existe entre el trago y el hélix.
Síntomas: Aftas bucales. Globo histérico. Acufenos. Contracción de los labios. Úlceras en el oído.
Acupuntura: A 3 fen de profundidad.
Moxas: 3 veces.

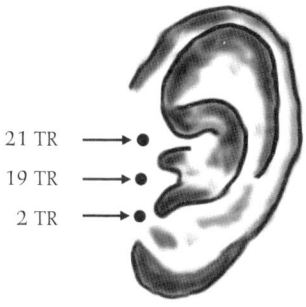

Figura 39

- **22 TR. Heliao (Hueso de la paz)**

Función: Punto de reunión con los meridianos de la vesícula biliar y del intestino delgado.
Situación: A 1 distancia por delante y hacia arriba de la depresión que está entre la oreja y la articulación de la mandíbula, en la mitad de la patilla.
Síntomas: Cefalea. Contracción del músculo masetero.
Acupuntura: A 5 fen de profundidad.
Moxas: 3 veces.

- **23 TR. Sizhukong (Bambú de seda)**

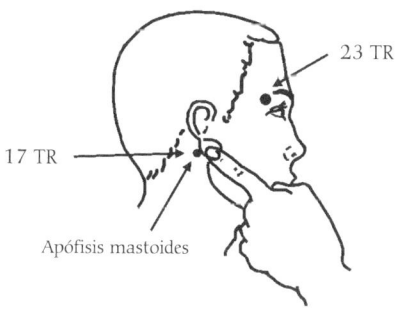

Figura 40

Función: Punto de reunión con el meridiano de la vesícula biliar.
Situación: En la cola de la ceja.
Síntomas: Epilepsia. Ojos inflamados. Visión velada. Parálisis facial.
Acupuntura: A 3 fen de profundidad.
Moxas: Prohibidas.

CAPÍTULO 11

Meridiano del Intestino Delgado

(Taiyang de la mano)

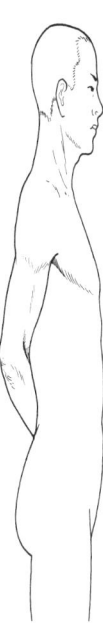

Horario: De 13 a 15 horas, para SEDAR. Después de ese horario, para TONIFICAR
Pulso: Radial. Mano izquierda, Zona I (distal) SUPERFICIAL.
Meridiano Acoplado: Corazón.
Número de puntos: 19 bilaterales.
Sentido de la Energía: Centrípeta.
Trayecto: Empieza en el borde externo del dedo meñique, ángulo ungular. Sigue por el antebrazo por el borde externo del cúbito. Cruza el codo, sube por la cara posterior interna del brazo. Cruza la espalda, subiendo en zig-zag por el omóplato hacia el cuello por su zona lateral. Continúa por la cara y finaliza en el punto

Tinggong, 19 ID, delante del pabellón de la oreja (en el trago).

Función: Comanda el ID y su función es la absorción alimenticia con repercusiones en lo físico y lo psíquico.

Síntomas de alteración: Dolor en la articulación del hombro. Imposibilidad de flexionar la cintura. Edema de mejilla y mentón. Sordera.

Síntomas de vacío: Poca resistencia física. Inflamación maxilar. Formación de tumores. Tiene frío.

Síntomas de exceso: Risa fácil. Fácil recuperación física. Contractura del codo. Calor. Hinchazón dolorosa del abdomen.

Vasos secundarios: El punto de pasaje 7 ID está conectado con el punto fuente del meridiano del corazón (7 C).

El punto fuente 4 ID lo está con el punto de pasaje 5 C.
El Punto 13 ID envía un vaso secundario al VG
El 12 ID recibe un vaso secundario de los meridianos del IG, TR y VB.
En el punto 17 ID se conecta con la VB y en el 18 ID con el TR.
En el 19 ID se conecta con el TR y la VB.
En el 10 ID forma parte del Vaso Maravilloso Yang-Tsiao-Mo e Inn-Oé.
Otros vasos secundarios unen este meridiano con los puntos: 1, 11 y 36 V; 20 y 22 R; 1, 7, 8, 9, 10, 12 y 15 VB; 12, 13 y 17 VC.

Puntos comando:			
Tonificación:	3 ID (Houxi)	Sedación:	8 ID (Xiaohai)
Fuente :	4 ID (Wangu)	Asentimiento:	27 V (Xiaochangshu)
Alarma :	4 VC (Guanyuang)	Pasaje:	7 ID (Zhizheng)

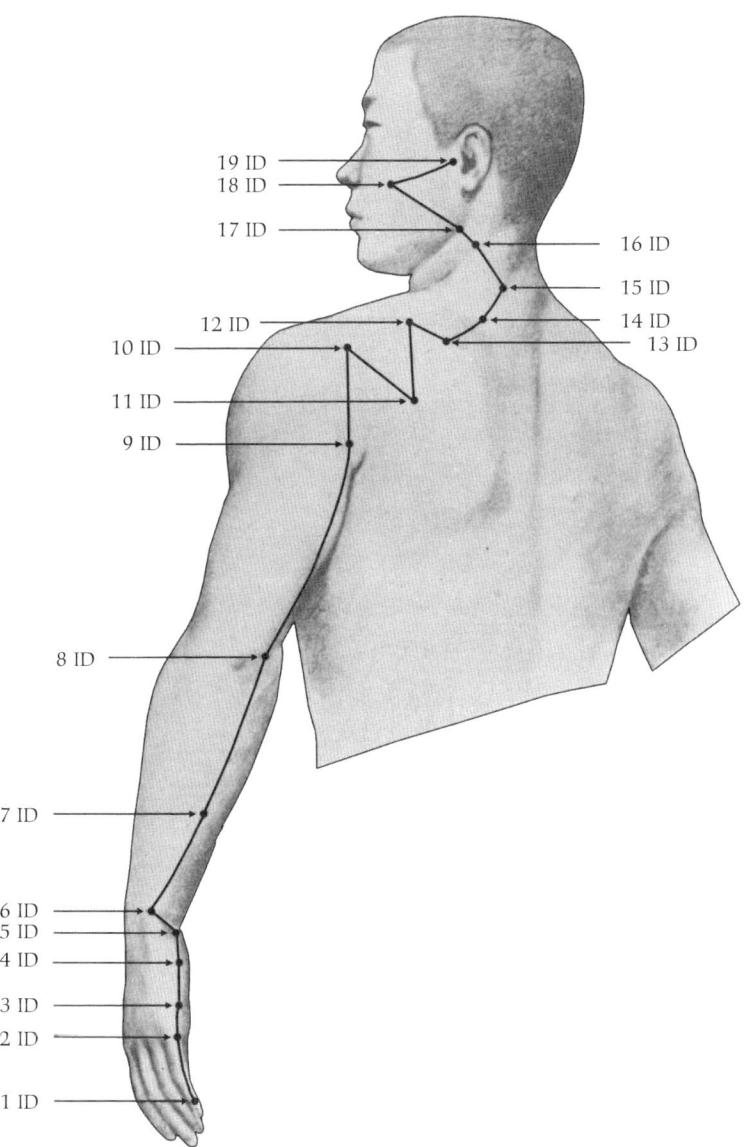

Figura 41. Meridiano del Intestino Delgado

Puntos de los 5 elementos: Tsing-metal:1 ID. Iong-agua: 2 ID. Iu-Madera: 3 ID. King-Fuego: 5 ID. Ho-Tierra: 8 ID.
Punto dominante: 5 ID.

El meridiano del ID forma, con el de la V, el meridiano Traeyang (Yang supremo); contiene más sangre que energía, por lo que se pueden sangrar sus puntos.

- **1 ID. Shaoze *(Estanque menor)***

Función: Punto Tsing (metal), 5 elementos.
Situación: A 2 mm detrás y fuera del ángulo ungular externo del dedo meñique.

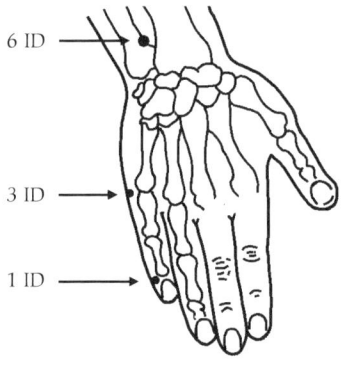

Figura 42

Síntomas: Algias precordiales. Neuralgia braquial. Cataratas. Tortícolis. Enfermedades de los ojos. Mastitis. Adenopatía cervical. Tiene una acción antitóxica, actúa estimulando las secreciones. Dolor en la parte interior del brazo. Diarrea.
Acupuntura: Perpendicular, a 1-2 fen de profundidad.
Moxas: 3 veces.

- **2 ID. Qiangu (Valle interior)**

Función: Punto Iong (agua), 5 elementos.
Situación: Borde cubital de la mano, inmediatamente distal de la articulación metacarpofalángica del meñique, en un hueco, en la unión de la piel roja con la blanca.
Síntomas: Parotiditis. Acufenos. Angina. Hipogalactia. Epilepsia. Nariz obstruida. Sinusitis. Paludismo.
Acupuntura: Perpendicular, a 1 fen de profundidad.
Moxas: 3 veces.

- **3 ID. Houxi (Valle posterior)**

Función: Punto TONIFICANTE. Punto IU madera (5 elementos). Punto maestro del Vaso Tou-Mo (VG). Punto de comando zonal de cabeza, cara, nuca y cuello.

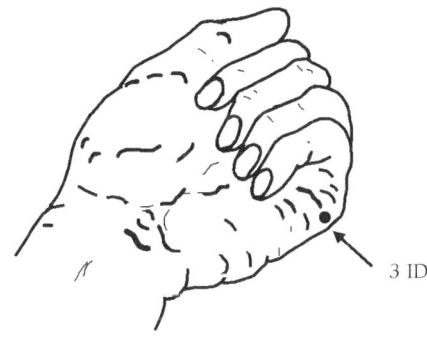

Figura 43

Situación: Borde cubital de la mano, en una depresión, detrás de la articulación metacarpofalángica del dedo meñique. Cerrando la mano, en un hueco que se forma en un pliegue.

Síntomas: Debilidad general psicofísica. Miedo, inquietud. Sordera. Cefalea occipital. Calambres de la mano. Pesadillas. Temblores de pies y manos. Ojos hinchados y lagrimeo. Dolor de dientes. Dolores de columna, hombros, nuca y región occipital. Corea. Algias. Depresión. Tics de codo y dedos.
Acupuntura: Perpendicular, a 1 fen de profundidad.
Moxas: 1 vez.

• **4 ID. Wangu (Hueso de la muñeca)**

Función: Punto FUENTE del ID.
Situación: Borde cubital de la mano, en la depresión que forma la articulación del 5º metacarpiano y el hueso ganchoso.
Síntomas: Neuralgias del trigémino. Calambres de los escritores. Sin fuerza en la muñeca. Artritis de la mano y codo. Lagrimeo. Conjuntivitis. Colecistopatías. Disuria. Fiebre con cefalea.
Acupuntura: 3 fen de profundidad.
Moxas: 4 veces.

• **5 ID. Yangzu (Valle del Yang)**

Función: Punto KING-Fuego (5 elementos). Es punto DOMINANTE.
Situación: Borde cubital de la mano, inmediatamente distal de la apófisis estiloides, a nivel del pliegue de la muñeca.
Síntomas: Vista turbia. Dolor de hombro y brazo. Impotencia funcional del brazo. Problemas psíquicos. Piorrea. Gingivitis.
Acupuntura: Perpendicular, a una profundidad de 3 fen.
Moxas: 3 veces.

• 6 ID. Yanglao *(Ayuda de los viejos)*

Función: Punto Geki, japonés. Para el tratamiento de enfermedades agudas dolorosas del meridiano.
Situación: En la cara posterior del antebrazo, a una distancia proximal de la estiloides cubital, en un hueco entre el hueso y el tendón.
Síntomas: Dolor en hombro y brazo y su impotencia funcional. Espondilosis cervical. Debilidad de la vista. Tortícolis. Alzehimer. Brazos pesados.
Acupuntura: Perpendicular, a 3 fen de profundidad (0.5 cun).
Moxas: 3 veces.

• 7 ID. Zhunheng *(Corrección de los miembros)*

Función: Punto de PASAJE (LO) del meridiano del Corazón.
Situación: En la zona posterointerna del antebrazo, entre el músculo y el hueso cubital, a 5 distancias encima del pliegue de flexión dorsal de la muñeca. Prominencia interna del codo.
Síntomas: Orzuelos. Temor. Dolores reumáticos de los brazos, cuello y nuca. Contractura del brazo con imposibilidad de flexionar el codo. Psicosis. Bulimia. Tendinitis.
Acupuntura: Perpendicular, a 3 fen de profundidad (0.4 cun).
Moxas: 3-5 veces.

• 8 ID. Xiaohai *(Pequeño mar)*

Función: Punto SEDANTE del ID. Punto HO-Tierra (5 elementos).
Situación: En la cara posterointerna del codo, en la gotera cubital, en un hueco, estando el antebrazo flexionado, sobre el nervio cubital.

Síntomas: Algias del codo. Sordera. Visión débil. Artritis del codo, hombro, brazo y cuello. Acné del mentón. Espasmos. Tics. Diarrea. Dolor de abdomen. Demencia.
Acupuntura: Perpendicular, a 2 fen de profundidad (0.5 cun).
Moxas: 3 veces.

- **9 ID. Jianzhen (*Carga sobre espaldas sinceras*)**

Situación: En la cara posterior del hombro, sobre la vertical de la extremidad externa de la clavícula, a nivel del pliegue de la axila; el brazo pendiendo (en aducción).

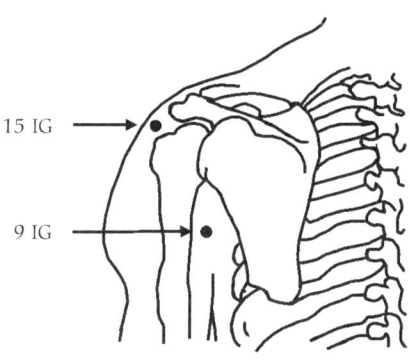

Figura 44

Síntomas: Periartritis de la articulación escápulo-humeral (el brazo no puede ser llevado hacia atrás o levantado de costado). Sordera, zumbidos. Motores de la mano. Dolor de cabeza.
Acupuntura: Perpendicular, a 6 fen de profundidad (1 cm, 1 cun).
Moxas: 3 veces.

- **10 ID. Naoshu (Asentimiento de la región escapular)**

Función: Punto de reunión de los vasos Yang-Oe y Yang-Tsiao-Mo. Sobre la vertical de la extremidad externa de la clavícula, debajo del acromion.
Síntomas: Afecciones de la articulación escápulo humeral. Cuello doloroso.
Acupuntura: 5-6 fen de profundidad (1 cun).
Moxas: 3 veces.

- **11 ID. Tianzong (Antepasado celestial)**

Situación: Por dentro y por arriba del punto 9 ID, debajo de la espina del omóplato. A nivel de la apófisis espinosa de la 4ª dorsal, en la parte más ancha de la espina.
Síntomas: Dolor de hombro, brazo y codo. Neuralgia cervobraquial. Hinchazón de la región maxilar. No puede elevar el brazo.
Acupuntura: Perpendicular, a 5 fen de profundidad (1 cun).
Moxas: 3 veces.

- **12 ID. Singfeng (Cabalgar al viento)**

Función: Punto de reunión con el IG, TR y VB.
Situación: En el borde superior de la espina del omóplato, en la vertical del 11 ID, en un hueco.
Síntomas: Dolores del hombro con incapacidad para levantar el brazo. Dolor en el omóplato y el hombro. Neumonía.
Acupuntura: Oblicua, a 5 fen de profundidad (0.5 cun).
Moxas: 6 veces.

- **13 ID. Quiyuan (Muro curvado)**

Situación: Borde superior de la espina del omóplato, en el centro del hombro, en la horizontal de la apófisis espinosa de la tercera vértebra dorsal.
Síntomas: Dolor de hombro, cuello y región posterior del brazo. Falta de fuerza en el brazo.
Acupuntura: Oblicua, a 5 fen de profundidad.
Moxas: 3 veces.

- **14 ID. Jianwaishu IU
(Asentimiento de la región externa del hombro)**

Situación: Región de la nuca, a 4 distancias de la línea media posterior, sobre la horizontal que pasa debajo de la apófisis espinosa de la 1ª dorsal.
Síntomas: Dolor de hombro. Frío desde la nuca al codo. Dolores de cuello y omóplato. Neumonía.
Acupuntura: Oblicua, a 6 fen de profundidad (1 cun).
Moxas: 6 veces.

- **15 ID. Jianzhongshu
(Asentimiento de la región media del hombro)**

Situación: En la horizontal que pasa debajo de la apófisis espinosa de la 7ª cervical, a 2 distancias y media de la línea media posterior, sobre el músculo trapecio.
Síntomas: Visión debilitada, fatigada. Bronquitis. Disnea. Rigidez de cuello. Dolores de hombros. Sangre en las mucosas.
Acupuntura: Oblicua, a 3-6 fen de profundidad (3-6 cun).
Moxas: 1-10 veces.

• 16 ID. Tianchuang (Ventana celestial)

Situación: Región lateral del cuello, detrás del músculo esternocleidomastoideo, en la horizontal que pasa por el borde superior del cartílago de la tiroides. A nivel 5ª C.
Síntomas: Congestión cefálica. Sordera. Apnea. Mutismo. Acufenos. Amigdalitis. Algias de hombro y brazo. Gingivitis. Dolor de cuello.
Acupuntura: Perpendicular, a 3-6 fen de profundidad.
Moxas: 3 veces.

• 17 ID. Tianrong (Figura celestial)

Función: Punto de reunión con el meridiano de la VB.
Situación: Detrás del ángulo del maxilar inferior, entre éste y el borde inferior del esternocleidomastoideo.
Síntomas: Adenitis cervical. Amigdalitis. Vómitos. Sordera. Trismo. Artritis temporo-mandibular. Lengua hinchada. Inflamación de garganta. Dolor intercostal. Amigdalitis.
Acupuntura: 3 fen de profundidad (0.6 cun).
Moxas: 3-5 veces.

• 18 ID. Quanliao (Hueco de la mejilla)

Situación: En el borde inferior del pómulo, a la altura del ángulo exterior del ojo, en un hueco.
Síntomas: Parálisis facial. Neuralgia del trigémino.
Acupuntura: Perpendicular, a 3 fen de profundidad.
Moxas: Prohibidas.

• 19 ID. Tinggong (Palacio del oído)

Función: Punto de reunión con los meridianos de VB y TR.

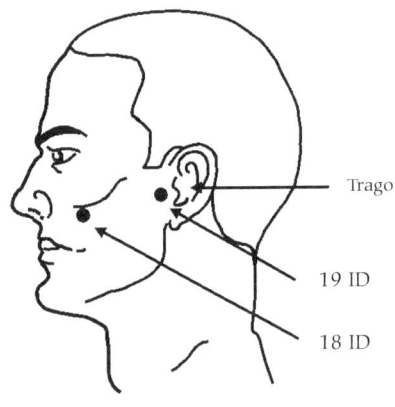

Figura 45

Situación: Justo delante del Trago, en una depresión que se forma al abrir la boca, en un hueco.
Síntomas: Artritis temporo-maxilar. Otitis. Eczema del conducto. Visión débil.
Acupuntura: Perpendicular 2 fen (1 cun).

CAPÍTULO 12

Meridiano del Corazón

(Shaoyin de la mano)

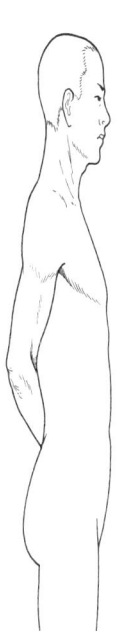

Horario: De 11 a 13 horas, para SEDAR. Después de ese horario, para TONIFICAR
Pulso: Radial Mano izquierda, Zona I (distal). PROFUNDO.
Meridiano Acoplado: Intestino delgado.
Número de puntos: 9 bilaterales.
Sentido de la Energía: Centrípeta.
Trayecto: Empieza en el hueco de la axila, baja por la cara interna del brazo, cruza el codo por dentro, baja por el antebrazo y cruza la muñeca por la arteria cubital, sigue por la palma de la mano, cruzando la eminencia hipotenar y sigue por el borde interno del meñique, finalizando en el ángulo ungular interno, en el punto Shaochang (9 C).

Función: Comanda al corazón en los aspectos psicofísicos.

Síntomas de alteración del meridiano: Sequedad de garganta. Dolor y calor en las palmas de las manos. Dolor o frío en el interior del brazo. Ojos amarillos. Dolor en los costados. Atonía del brazo.

Síntomas de vacío: Cara pálida, miedo. Micción frecuente. Lipotimias. Mala memoria. Palpitaciones. Insomnio. Voz débil.

Síntomas de exceso: Cara roja. Voz potente. Reglas abundantes. Lengua seca. Ojos muy brillantes. Audacia. Pulso acelerado. No se resfría.

Vasos secundarios: El meridiano del C, está conectado con el punto 17 VC.

El punto fuente del meridiano del C (7 C) está conectado con el punto de pasaje del ID (7 ID) y el punto de pasaje 5 C está conectado con el punto fuente del ID (4 ID).

Puntos comando:			
Tonificación: 9 C (Shaochong)		Sedación:	7 C (Shenmen)
Fuente :	7 C (Shenmen)	Asentimiento:	15 V (Winshu)
Alarma :	14 VC (Juque)	Pasaje:	5 C (Tongli)

Puntos de los 5 elementos: Tsing-madera 9 C. Iong-Fuego 8 C. Iu-Tierra 7 C. King-Metal 4 C. Ho-Agua 3 C.

Punto dominante: 8 C.

El meridiano del C forma, con el meridiano del R, el meridiano Chaoyin (Inn medio). Contiene más energía, por lo que no se deben sangrar sus puntos.

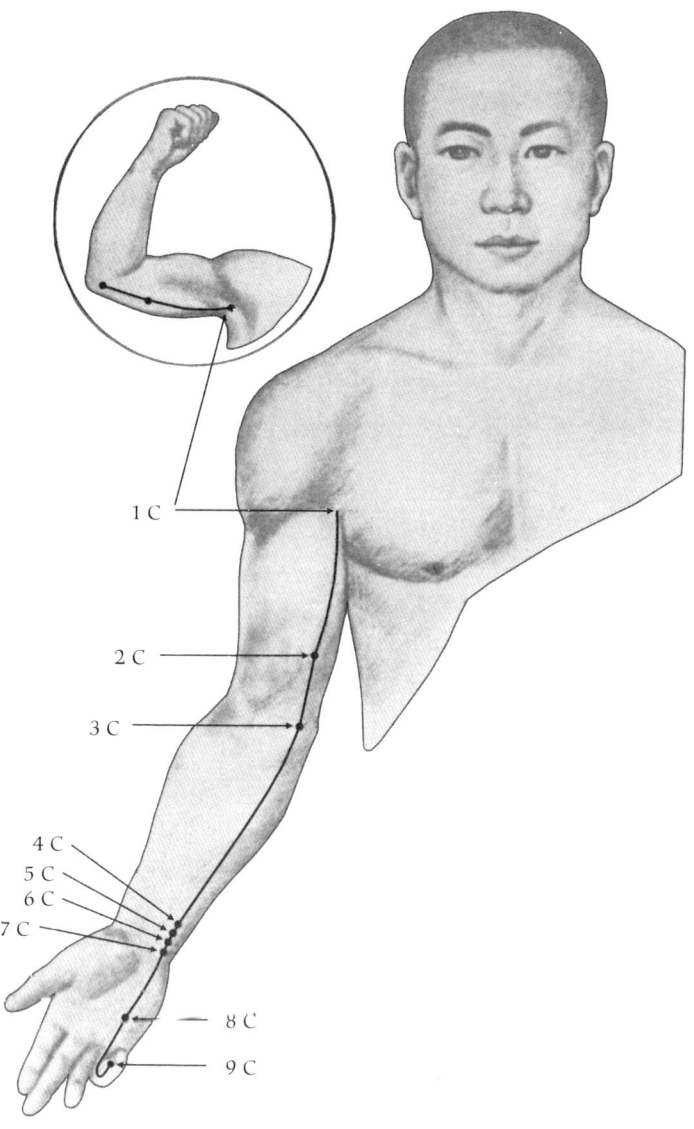

Figura 46. Meridiano del Corazón

• **1 C. Jiquan (Fuente suprema)**

Situación: Sobre la línea axilar, en el borde inferior de la 3ª costilla. El brazo levantado horizontal queda en el fondo del hueco axilar.
Síntomas: Depresión. Dolor de hombro y brazo, pleurales. Angor péctoris. Dolor intercostal. Pesar. Trastornos circulatorios de brazo y mano. Frío en el codo.
Acupuntura: Perpendicular, a 3 fen de profundidad (1 cun).
Moxas: 5-7 veces.

• **2 C. Qingling (Fuente del color)**

Situación: En la cara interna del brazo, a 3 distancias por encima del pliegue del codo (a veces duele).
Síntomas: Dolores torácicos y del hombro. Dolor y frío en el codo. Daltonismo. Ojos amarillos. Fiebre.
Acupuntura: Prohibida.
Moxas: 3 veces.

• **3 C. Shaohai (Mar menor)**

Situación: En la extremidad interna del pliegue del codo, si se flexiona el codo al máximo, a 1 cm de la epitróclea.
Síntomas: Mastitis. Tortícolis. Bronquitis. Asma bronquial. Epilepsia. Dolores intercostales. Constipación. Vómitos. Pereza. Depresión mental. Amnesia. Temblor de manos, manos frías y torpes. Autismo. Tuberculosis. Adenitis. Dolor precordial.
Acupuntura: Perpendicular, a 2 fen de profundidad (0.5 cun).
Moxas: 5 veces.

• 4 C. Lingdao (Ruta del espíritu)

Función: Punto King-Metal (5 elementos).
Situación: Sobre la arteria cubital, a 1 distancia y media por encima del pliegue de la muñeca, a la misma altura que el punto 7 P, estando la palma hacia arriba.
Síntomas: Frío en los huesos. Hiperexcitación. Miedo al agua fría. Parálisis cubital. Mutismo repentino. Ronquera súbita.
Acupuntura: Perpendicular, a 3 fen de profundidad (0.5 cun).
Moxas: 3 veces.

• 5C. Tongli (Comunicación con el interior)

Función: Punto de PASAJE LO, con el meridiano del ID.
Situación: En la cara anterior de la muñeca, sobre la arteria cubital, a la altura de la estiloides cubital, a una distancia proximal del pliegue de la muñeca.
Síntomas: Hiper o hipotensión. Cambios de alegría a tristeza. Dolor y congestión ocular. Temor, inquietud. Taquicardia. Insuficiencia cardiaca. Congestión cerebral. Atonía gástrica. Aumento de la orina. Cura de edema. Gemidos frecuentes. Tristeza. Remordimientos. Afasia con rigidez del brazo.
Acupuntura: Perpendicular, a 3 fen de profundidad (0.5 cun).
Moxas: 3-7 veces.

• 6 C. Yinxi (Valle del Inn)

Función: Punto GEKI (japonés) para tratar afecciones agudas y dolorosas.
Situación: A media distancia proximal del pliegue de la muñeca sobre la arteria cubital.

Síntomas: Problemas energéticos con síntomas de exceso o insuficiencia. Temor. Cefalea. Hematemesis. Epistaxis. Vómitos de sangre.
Acupuntura: Perpendicular, a 0.5 cun.
Moxas: 3-6 veces.

• **7 C. Shenmen (Puerta del espíritu)**

Función: Punto SEDANTE Y FUENTE. Punto IU-Tierra, 5 elementos.
Un vaso secundario lo une al meridiano del ID.

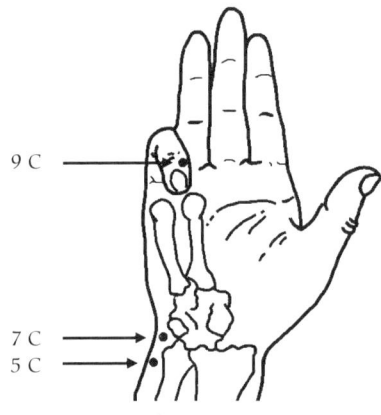

Figura 47

Situación: Borde interno del hueso pisiforme, sobre el pliegue de flexión de la muñeca; sobre la arteria cubital.
Síntomas: Emotividad, temor. Taquicardia. Globo histérico. Punto activo en la hipertensión (baja la tensión mínima). Todas las perturbaciones psíquicas. Fiebre. Insomnio. Epistaxis. Bocio. Basedow. Metrorragia. Amigdalitis. Indecisión y miedo. Problemas circulatorios de manos y pies. Trastornos

	mentales. Parálisis lingual. Calor en las palmas. Anorexia.
Acupuntura:	Perpendicular, a 3 fen de profundidad (0.5 cun).
Moxas:	7 veces.

• 8 C. Shaofu (Taller menor)

Función:	Punto IONG-Fuego, (5 elementos).
	Punto DOMINANTE.
Situación:	En la palma de la mano, sobre el borde interno (lado del pulgar), del 5° metacarpiano, cerca de su extremidad distal. Flexionando los dedos, el punto está donde se coloca el pulpejo del meñique.
Síntomas:	Dolor precordial. Depresión psíquica. Contractura de codo y mano. Disuria. Sin energía. Braquialgia. Prurito vulvar.
Acupuntura:	Perpendicular, a 2 fen de profundidad.
Moxas:	5 veces.

• 9 C. Shaochong (Comenzar la transmisión)

Función:	Punto TONIFICANTE. Punto TSING-Madera, 5 elementos.
Situación:	Cara dorsal del dedo meñique, a 2 mm detrás y fuera del ángulo ungular interno (lado del pulgar).
Síntomas:	Leucorrea y prurito vulvar, especialmente para los vacíos del corazón. Amnesia. Debilidad física y psíquica. Dolor de Corazón, pecho y cara posterointerna del brazo. Arritmia. Bradicardia. Palpitaciones por debilidad. Depresión mental. Tristeza, pena, temor, inquietud. Hacer sangrar en la apoplejía. Dolor de laringe.
Acupuntura:	A 1 fen de profundidad.
Moxas:	3 veces.

CAPÍTULO 13

Meridiano de la Vesícula Biliar

(Shaoyang del pie)

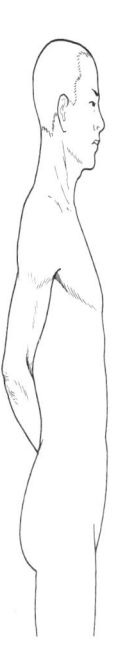

Horario: De 23 a 1 horas, para SEDAR. Después de ese horario, para TONIFICAR
Pulso: Mano izquierda, Zona II (central). SUPERFICIAL.
Meridiano Acoplado: Hígado.
Número de puntos: 44 Bilaterales.
Sentido de la Energía: Centrífugo.
Trayecto: Empieza por fuera del ángulo externo del ojo, va a la oreja, la rodea, sube al cráneo; en una segunda curva vuelve a la frente, va otra vez hacia atrás, llega a la zona occipital y se dirige al hombro por su articulación. Continúa por la parte lateral del tórax y abdomen, pasa por la cadera, por detrás del trocánter mayor. Continúa bajando por la parte externa

de la pierna, llega al pie, finalizando en el ángulo ungular del 4º dedo, 44 VB (Qiaoyin).

Función: Comanda todas las funciones biliares.

Síntomas de alteración: Dolor a lo largo del meridiano y las articulaciones. Dolor de tórax, no puede girar el cuerpo. Dolor de cabeza, mentón y sienes y del ángulo externo del ojo de la región escapular. Hinchazón de pecho y costados. Boca amarga. Color gris de la cara. Sudor abundante. Parálisis del 4º y 5º dedos del pie. Los músculos pierden elasticidad.

Síntomas de vacío: Piernas débiles. Mareo. Temor. Visión velada. Insomnio. Timidez.

Síntomas de exceso: Dolor bajo las costillas. Cefalea frontal. Dolor de ojos. Piel muy seca. Cólera. Somnolencia. Plenitud torácica.

Vasos secundarios: Son numerosos, forman parte del Vaso Yangoe, todos los puntos que van del 13 al 21 VB, y el 24 y el 35 VB.

Al Tae-Mo le corresponden 26, 27 y 28 VB.
Al Yangtsiaomo el punto 29 VB.
Emiten vasos secundarios los meridianos TR e ID; el punto 1 VB.
Para el TR, IG y E, los puntos 3, 4, 5, y 14 VB.
Para el TR, ID y V, los puntos 7 y 15 VB.
Para V e ID, los puntos 8, 9, 10 y 12 VB.
Para TR y V, el punto 11 VB.
Para el TR, el 20 VB.
Para el TR y E, 21 VB.
Para V, 23 y 30 VB.
Para el BP, 24 VB.
Otros vasos secundarios conectan el meridiano de la VB con los puntos: 1 E, 12, 17 y 19 ID; 31 y 33 V; 1 MC; 17, 20, 22, 23 TR; 13 H, 1VG.
El punto de pasaje 37 VB está unido al punto fuente del H.
El punto fuente 40 VB está al de pasaje 5 H.

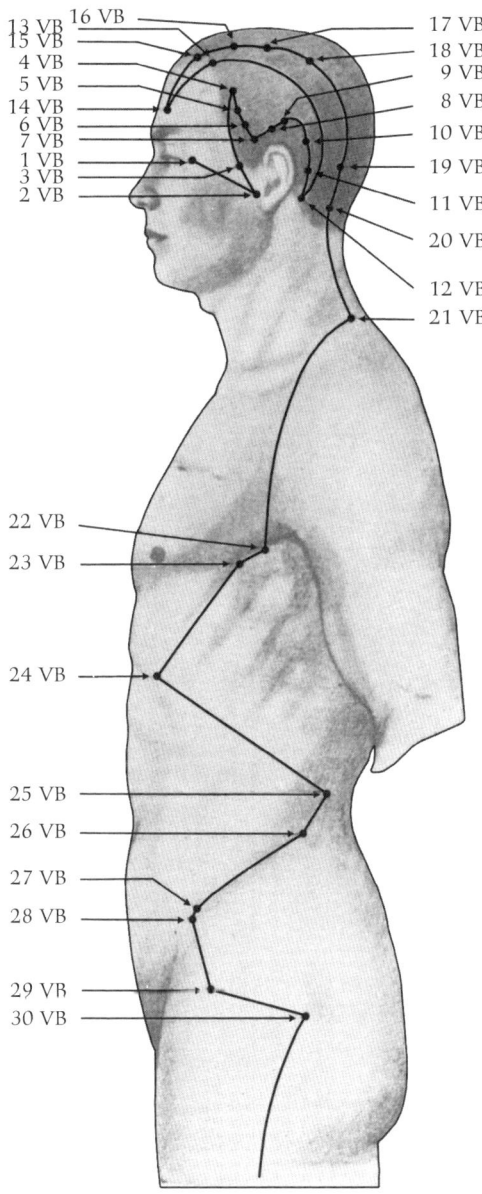

Figura 48. Meridiano de la Vesícula Biliar

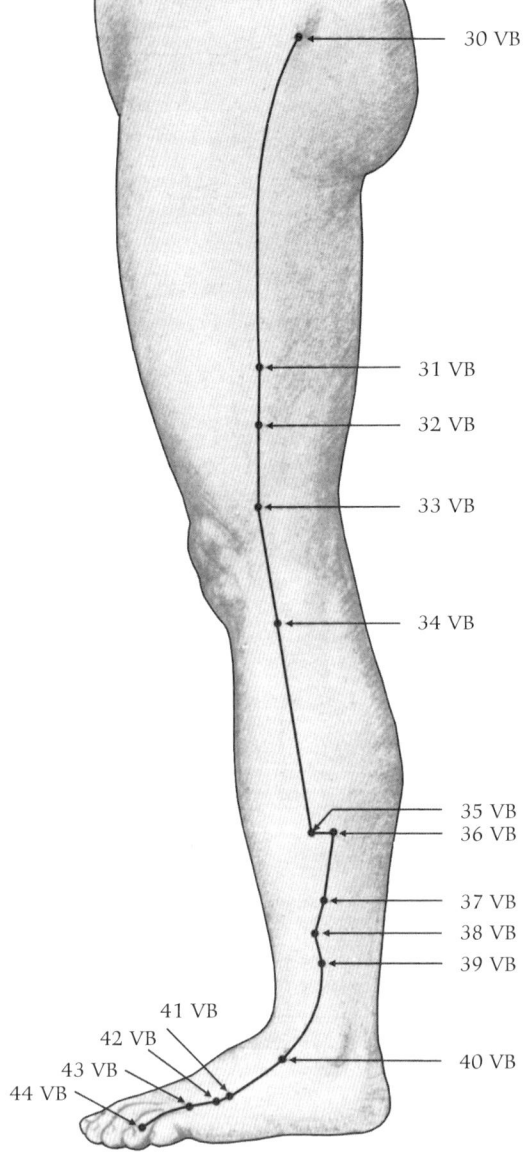

Figura 49. Meridiano de la Vesícula Biliar

Puntos comando:			
Tonificación: 43 VB (Xiaxi)		Sedación: 38 VB (Yangfu)	
Fuente: 40 VB (Qiuxu)		Asentimiento: 19 V (Tann-Iu)	
Alarma: 23 VB (Zhejin)		Pasaje: 37 VB (Guangming)	

El Meridiano de la VB forma, con el del TR, el Meridiano Chao-Yang (Yang medio), tiene más energía que sangre, por eso no se deben sangrar sus puntos.

- **1 VB. Tongziliao (Hueco de la pupila)**

Función: Punto de reunión con los Meridianos del TR y del ID.
Situación: A media distancia del ángulo externo del arco orbitario y el hueso zigomático, en un pozo detrás del hueso orbitario.
Síntomas: Cefalea. Enfermedades de los ojos. Neuralgia trigeminal. Afecciones de la cara (piel). Visión borrosa.
Acupuntura: Oblicua, a 3 fen de profundidad (0.5 cun).
Moxas: 3 veces.

- **2 VB. Tinghui (Reunión del oído)**

Situación: Entre el trago y el lóbulo de la oreja, en una depresión que se forma al abrir la boca, debajo del 19 ID.
Síntomas: Parálisis facial. Acufenos. Odontalgia. Trismus. Neuralgia del trigémino. Sordera. Dolor de muelas.
Acupuntura: Perpendicular, a 3 fen de profundidad (0.5 cun).
Moxas: 3-10 veces.

• **3 VB. Shangguan (Huésped y anfitrión)**

Situación: En la mitad del arco zigomático.
Síntomas: Visión defectuosa. Gingivitis. Parálisis facial. Cefalea. Apoplejía. Glaucoma. Sordera.
Acupuntura: Prohibida.
Moxas: 10 veces.

• **4 VB. Hanyan (Mentón)**

Función: Punto de reunión con los meridianos del TR, E e IG.
Situación: En la región temporal, en el límite de los cabellos, a nivel de la sutura frontoparietal.
Síntomas: Dolores reumáticos de cuello, brazo y mano. Dolor de ojos. Visión defectuosa. Epilepsia. Crisis de estornudos.
Acupuntura: Oblicua, a 7 fen de profundidad(1/2 cun).
Moxas: 3 veces.

• **5 VB. Xuanlu (Cabeza suspendida)**

Función: Punto de reunión con los meridianos del TR, IG y Estómago.
Situación: A 1 distancia por debajo y algo por detrás del punto 4 VB. Dentro de la línea del cuero cabelludo, en la región temporal.
Síntomas: Rinorrea purulenta. Neurastenia. Jaqueca. Congestión facial. Debilidad cerebral.
Acupuntura: Oblicua, a 5 fen de profundidad (0.3 cun).
Moxas: 3 veces.

• **6 VB. Xuanli (Balanza suspendida)**

Situación: A 1 distancia por debajo y poco por detrás del punto precedente.

Síntomas:	Inapetencia. Anorexia. Edema facial. Gastritis. Inapetencia. Fiebre sin sudor.
Acupuntura:	Oblicua, a 3 fen de profundidad (1/2 cun).
Moxas:	3 veces.

• **7 VB. Qubin (Curva de la patilla)**

Función:	Punto de reunión con los meridianos del TR, ID y V.
Situación:	En lo más alto del pabellón de la oreja, en el límite de los cabellos, donde empieza la patilla.
Síntomas:	Tortícolis. Trismus. Enfermedades de los ojos. Vejez prematura. Neuralgias en los alcohólicos.
Acupuntura:	Oblicua, a 3 fen de profundidad (1 cun).
Moxas:	5 veces.

• **8 VB. Shuaigu (Fin del valle)**

Función:	Punto de reunión con los meridianos de la V y del ID.
Situación:	A una distancia y media por encima del punto más alto del pabellón de la oreja (en el ápice).

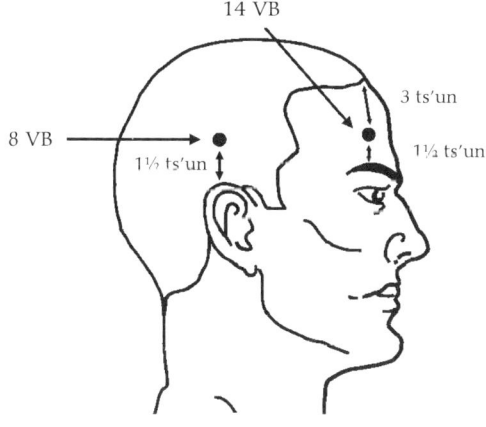

Figura 50

Síntomas: Reumatismo alcohólico. Cabeza pesada. Eructos. Trastornos auditivos. Atrofia óptica. Intoxicaciones.
Acupuntura: Oblicua, a 3 fen de profundidad (1 cun).
Moxas: 3 veces.

• **9 VB. *Tianchong* (*Punto celestial*)**

Función: Punto de reunión con los meridianos del ID y V.
Situación: Está en la región temporal, por encima y por detrás del pabellón de la oreja, a media distancia por detrás del punto anterior.
Síntomas: Dolores de hombro y nuca. Delirio. Gingivitis. Epilepsia. Contracturas violentas. Depresión mental.
Acupuntura: Oblicua, a 3 fen de profundidad (1 cun).
Moxas: 3 veces.

• **10 VB. *Fubai* (*Claridad creciente*)**

Función: Punto de reunión con los meridianos del ID y V.
Situación: A 2 distancias detrás del pabellón de la oreja, debajo del 9 VB, a un cuarto de distancia de la línea que va del punto 8 al 12 VB.
Síntomas: Adenitis cervical. Tetraplejía. Bronquitis. Asma. Sordera. Acufenos. Alucinaciones visuales. Apnea. Tumor de cuello.
Acupuntura: Oblicua, a 3 fen de profundidad (0.3 cun).
Moxas: 3-11 veces.

• **11 VB. *Qiaoyin* (*Cavidad Inn*)**

Función: Punto de reunión con los meridianos de la V y TR.
Situación: A 2 distancias del pabellón de la oreja, debajo del 10 VB, a un cuarto de la distancia que va del punto 8 al 12 VB.

Síntomas: Dolores y contractura de las extremidades. Sordera. Piel seca. Acufenos. Sordera. Boca amarga. Bronquitis. Dolor de ojos. Meningitis.
Acupuntura: Oblicua, a 3-4 fen de profundidad (0.3 cun).
Moxas: 3-6 veces.

• **12 VB. Wangu (Hueso de la almohada)**

Función: Punto de reunión con los meridianos de la V y del Intestino delgado.
Situación: Borde posterior de la apófisis mastoides, algo por encima de su punta, en un hueco.
Síntomas: Trastornos reumáticos de cuello, mano y piernas. Parálisis facial. Insomnio. Faringitis. Atonía del músculo orbicular de los labios. Rigidez de la nuca.
Acupuntura: Oblicua, a 2-3 fen de profundidad (0.5 cun).
Moxas: 5 veces.

• **13 VB. Benshen (Providencia fundamental)**

Función: Punto del Vaso Yang-Oe.
Situación: A 3 cm lateralmente de la línea media de la cabeza, a 0.5 cun posteriormente a la línea anterior de los cabellos.
Síntomas: Epilepsia. Hemiplejia. Tortícolis. Congestión cerebral. Espasmo de la muñeca.
Acupuntura: Puntura oblicua, a 3 fen de profundidad. (0.3 cun).
Moxas: 6 veccs.

• **14 VB. Yangbai (Despliegue de la claridad)**

Función: Punto de reunión con los meridianos del E, IG y TR. Punto del Vaso Yang-Oe.
Situación: Sobre la vertical que pasa por la pupila (mirando al frente), a un tercio de la distancia que va de la ceja al límite de los cabellos.

Síntomas: Todas las enfermedades de los ojos, glaucoma, astigmatismo, miopía, estrabismo, hemeralopia. Cefaleas. Neuralgia del trigémino. Tics de los párpados. Visión borrosa.
Acupuntura: Horizontal hacia abajo, a 2 fen de profundidad.
Moxas: 3 veces.

• 15 VB. Linqi (Descenso de las lágrimas)

Función: Punto de reunión de los meridianos del TR, ID y V. Punto del vaso Yang-Oe.
Situación: Zona frontal, sobre la vertical que pasa por la pupila (mirando de frente), a media distancia por detrás de los cabellos.
Síntomas: Sinusitis. Epilepsia. Obstrucción nasal. Apoplejía. Lagrimeo. Todas las enfermedades de los ojos. Cefalea. Visión borrosa.
Acupuntura: Oblicua, a 3 fen de profundidad (0.5 cun).
Moxas: Prohibidas.

• 16 VB. Muchuang (Ventana de los ojos)

Función: Punto de vaso Yang-Oe.
Situación: A una distancia por detrás del 15 VB, en la misma línea que pasa por la pupila.
Síntomas: Visión débil. Vértigo. Edema facial. Dolores de ojos.
Acupuntura: Oblicua, a 3 fen de profundidad (0.5 cun).
Moxas: 5 veces.

• 17 VB. Zhengying (Dirección correcta)

Función: Punto del vaso Yang-Oe.
Situación: A una distancia y media detrás del punto precedente, en la línea que pasa por la pupila, en la vertical

	que cruza por el pabellón de la oreja en su punto más alto.
Síntomas:	Atrofia del nervio óptico. Visión débil. Odontalgia, gingivitis. Absceso dentario.
Acupuntura:	Oblicua, a 3 fen de profundidad (0.5 cun).
Moxas:	5 veces.

• **18 VB. Chengling *(Herencia espiritual)***

Función:	Punto del vaso Yang-Oe.
Situación:	A una distancia y media detrás del punto 17 VB.
Síntomas:	Cefalea por viento y frío. Obstrucción nasal. Asma. Epistaxis. Tortícolis. Dolor de cabeza. Tuberculosis. Catarro común. Rinorrea.
Acupuntura:	Prohibida.
Moxas:	3 veces.

• **19 VB. Naokong *(Vacío del cerebro)***

Situación:	A 2 distancias por encima del punto 20 VB, sobre la cisura occipital.
Síntomas:	Cansancio. Rinitis. Sinusitis. Fotofobia. Delgadez. Cefalea con palpitaciones. Tortícolis. Dolores en hombro y nuca. Estados gripales.
Acupuntura:	Oblicua, a 3-5 fen de profundidad (0.5 cun).
Moxas:	3 veces.

• **20 VB. Fengchi *(Estanque de los vientos)***

Función:	Punto de reunión con el meridiano del TR. Punto del vaso maravilloso Yang-Oe.
Situación:	En la horizontal que pasa por la punta de la apófisis mastoides, por dentro del esternocleidomastoideo, en un hueco en el límite posterior de los cabellos, a una distancia y media de la línea media.

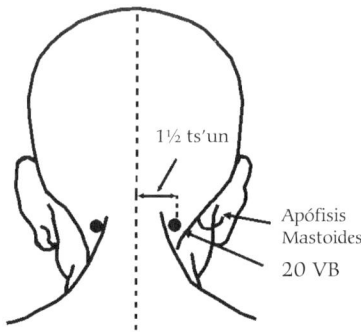

Figura 51

Síntomas: Epilepsia. Dolor de cuello, lumbares y dorsales. Vértigo. Acción sobre el simpático. Vista cansada o débil. Tortícolis. Sordera. Acufenos (utilizar con componente viento). Epistaxis. Todas las afecciones cerebrales. Todas las afecciones oculares y de nariz.
Acupuntura: Perpendicular, a 5 fen de profundidad (0.5 cun).
Moxas: No recomendable.

- **21 VB. *Jianjing (Pozo del hombro)***

Función: Punto de reunión con los meridianos del TR y E. Punto del vaso Yang-Oe. Punto de reunión de los 5 órganos.
Situación: En el borde superior del trapecio, en un hueco, en el centro de la línea que va de la apófisis espinosa de la 7ª vértebra cervical, a la extremidad de la clavícula.
Síntomas: Parto prematuro o difícil. Hemorragias post-parto. Lumbago, tortícolis, braquialgia. Neurastenia, congestión cerebral. Vértigo. Dificultades del lenguaje. Melancolía. Tuberculosis. Adenopatía cervical. CONTRAINDICADO EN EL EMBARAZO. Dolores de pies. Dificultades motores de brazo y mano.

Acupuntura: Perpendicular, a 3 fen de profundidad (0.5 cun). Precaución con la profundidad, peligro de provocar síncope.
Moxas: 5 veces.

• 22 VB. Yuanye (Abismo de la axila)

Situación: Debajo del pliegue anterior de la axila, en el 5º espacio intercostal, en la horizontal que pasa por la mamila.
Síntomas: Impotencia funcional del brazo. Adenopatía axilar. Debilidad general. Hidrocefalia.
Acupuntura: Oblicua, a 3 fen de profundidad.
Moxas: Prohibidas, pueden causar la muerte.

• 23 VB. Zhejin (Músculos bruscos)

Función: Punto de reunión con el meridiano de la V. Punto de alarma de la VB.
Situación: En el 5º espacio intercostal, a una distancia por delante del punto 22 VB. Casi a nivel de los pezones.
Síntomas: Trastornos hepatovesiculares. Cólico vesicular. Colecistitis. Ictericia. Debilidad con agitación. Debilidad de las extremidades. Bronquitis. Asma. Hemorroides. Sialorrea. Amnesia.
Acupuntura: Oblicua, a 6-8 fen de profundidad (0.5 cun).
Moxas: 3 veces.

• 24 VB. Je-Jue (Sol-Luna)

Función: Punto de reunión con el meridiano del BP. Punto del vaso Yang-Oe.
Situación: En la extremidad anterior del 7º espacio intercostal, sobre la vertical que pasa por la mamila; bajo el 14 H.

Síntomas: Sensación de calor en el bajo vientre. Hepatitis. Vómitos ácidos nocturnos. Estados depresivos o agitación. Todas las afecciones estomacales.
Acupuntura: Oblicua, a 6 fen de profundidad (0.5 cun).
Moxas: 5 veces.

• **25 VB. Jingmen (Puerta de la capital)**

Función: Punto de alarma del riñón.
Situación: En la extremidad libre de la 12ª costilla.
Síntomas: Dolor y plenitud abdominales. Meteorismo. Trastornos vesiculares. Nefritis. Cólico nefrítico. Pielonefritis. Dolores escapulares y de cadera. Frío en los hombros y dorso. Dolor lumbar. Dolor de la escápula. Hipertensión.
Acupuntura: Perpendicular, a 6 fen de profundidad. (1 cun).
Moxas: 3-4 veces.

• **26 VB. Daimai (Meridiano o canal de la cintura)**

Función: Punto del vaso Tae-Mo.
Situación: A 2 distancias debajo de la extremidad libre de la 11ª costilla, en la horizontal del ombligo.
Síntomas: Leucorrea. Cistitis. Punto especial para las afecciones ginecológicas. Espasmos uterinos. Salpingitis. Dolores pelvianos y sacro lumbares.
Acupuntura: Perpendicular, a 6 fen de profundidad (1 cun).
Moxas: 5-6 veces.

• **27 VB. Wushu (Cinco charnelas)**

Función: Punto del vaso Tae-Mo.
Situación: Sobre la cresta ilíaca, en la horizontal del punto 6 V, línea media anterior, una y media distancia por debajo del ombligo.

Síntomas:	Leucorrea. Anexitis. Espasmo uterino. Afecciones urinarias. Lumbago. Dolor de cadera. Dolor de abdomen.
Acupuntura:	Perpendicular, a 1 T'sun (1 cun).
Moxas:	3 veces.

• **28 VB. Oe-Tao (Ruta de unión)**

Función:	Punto del vaso Tae-Mo.
Situación:	Sobre la espina ilíaca anterior, a media distancia por debajo del punto 27 VB.
Síntomas:	Edema. Náuseas, vómitos. Inapetencia. Anorexia. Estreñimiento. Reglas difíciles. Inflamación del ciego. Anorexia. Dolor del abdomen bajo.
Acupuntura:	Perpendicular, a 6 fen de profundidad (1 cun).
Moxas:	3 veces.

• **29 VB. Juliao (Reposo)**

Función:	Punto del vaso Yang-Tsiao-Mo.
Situación:	A 2 distancias por debajo y algo por detrás del punto 28 VB, delante de la cabeza del fémur. En el punto medio entre la espina ilíaca anterosuperior y el trocánter mayor.
Síntomas:	Dolores renales radiados al bajo vientre. Dolores de hombro y brazo. Dolores reumáticos en las piernas. Rubéola. Imposibilidad de levantar el brazo y manos a la altura de los hombros. Dolor lumbar.
Acupuntura:	Perpendicular, a 6-8 fen de profundidad (1 cun).
Moxas:	No recomendable.

• **30 VB. Huantiao (Salto de la cintura)**

Función:	Punto de reunión con el meridiano de la vejiga.

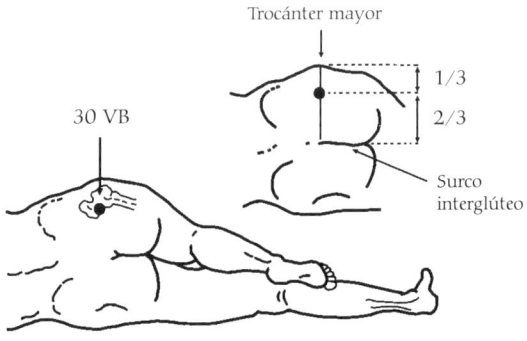

Figura 52

Situación: Detrás del trocánter mayor, sobre la línea que va de éste a la extremidad inferior del sacro, a un tercio de la distancia total, estando el paciente acostado lateralmente, en un hueco.

Síntomas: Parálisis fláccida de las piernas. Dolor lumbar, de muslos y rodillas. Ciática. Dolor en la articulación de la cadera, muslo y pantorrillas. Epilepsia. Acción sobre abscesos. Hemiplejia. Acción sobre la paratiroides.

Acupuntura: Perpendicular, a 1 T'Sun (2 cun).

Moxas: 3 veces.

• **31 VB. Fengshi (Ciudad del viento)**

Situación: En la cara lateral externa del muslo, a 8 distancias por encima de la articulación de la rodilla. De pie, firme, la mano en el muslo, la punta del dedo medio cae sobre el punto.

Síntomas: Prurito generalizado. Piernas débiles. Patología Feng (viento). Edema en las piernas. Atrofia muscular.

Acupuntura: Perpendicular, a 5 fen de profundidad (1 cun).

Moxas: 5 veces.

- *32 VB. Zhongdu (Canal central)*

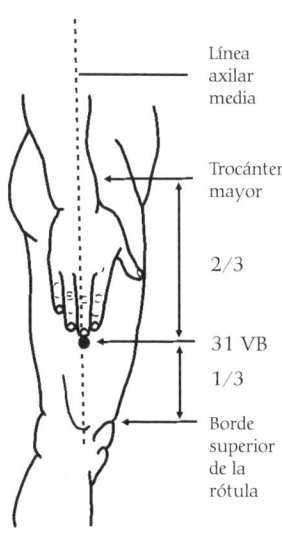

Figura 53

Situación: A una distancia por debajo del punto 31 VB, a 7 distancias por encima de la articulación de la rodilla, en la cara externa del muslo.
Síntomas: Enfriamiento. Hemiplejia. Dolor en las extremidades. Especial para las parálisis de piernas.
Acupuntura: Perpendicular, a 3 fen de profundidad (0.5 cun).
Moxas: 5 veces.

- *33 VB. Xiyangguan (Barrera del Yang)*

Situación: Por encima del epicóndilo lateral del fémur, a una distancia de la interlínea articular de la rodilla. Flexionar la rodilla.
Función: Impotencia funcional de la rodilla y pierna. Muy importante para el tratamiento de la ciática y de los tendones de la zona poplítea contraídos.
Acupuntura: Perpendicular, a 5 fen de profundidad.
Moxas: Prohibidas.

- **34 VB. *Yanglingqua (Fuente de la colina Yang)***

Función: Punto HO, Tierra del meridiano de la VB (5 elementos). Punto especial de los músculos.
Situación: Delante y debajo de la cabeza del peroné, a dos distancias de la interlínea articular de la rodilla.
Síntomas: Parkinson. Dolores lumbo-sacros. Claudicación intermitente. Ciática. Dolores en el costado. Calambres. Edema facial. Especial para los músculos. Todas las enfermedades de los músculos. Constipación constante. Artritis de rodilla. Angustia de ser atacado. Dolor en el hipocondrio. Hinchazón de los tobillos.
Acupuntura: A 6 fen de profundidad.
Moxas: 7 veces.

- **35 VB. *Yangjiao (Cruce de los tres Yang)***

Función: Punto del vaso maravilloso Yang-Oe.
Situación: A 7 distancias por encima del maléolo externo, borde anterior del sóleo, al mismo nivel que el punto 58 V.
Síntomas: Manos y pies helados. Miedo, excitación. Artritis de rodillas. Parálisis de la laringe. Enloquecimiento.
Acupuntura: Perpendicular, a 6 fen de profundidad (0.5 cun).
Moxas: 3 veces.

- **36 VB. *Waiqiu (Colina radiante)***

Función: Punto GEKI (japonés) para las afecciones agudas dolorosas, relacionadas con el meridiano de la VB.
Situación: A 7 distancias por encima del maléolo externo, al mismo nivel que 35 VB, a 1 distancia por detrás.

Síntomas: Estados de excitación. Tortícolis. Calambres de las piernas. Contracturas de los gemelos. RABIA (Moxar de inmediato).
Acupuntura: Perpendicular, a 3 fen de profundidad (0.5 cun).
Moxas: 3 veces.

• 37 VB. Guangming (Claridad radiante)

Función: Punto de PASAJE LO del meridiano de la VB con el H.
Situación: A 5 distancias por encima del maléolo externo, en el borde anterior del peroné.
Síntomas: Lumbago. Adenopatías. Afecciones de la médula. Espasmos vesiculares. Periartritis del pie y rodilla. Acción sobre el lóbulo anterior de la hipófisis. Colecistitis. Insuficiencia hepática. Inflamación de los ojos, con dolor. No puede estar mucho tiempo de pie. Espasmo del tobillo. Psicopatías.
Acupuntura: Perpendicular, a 5 fen de profundidad (1 cun).
Moxas: 5-6 veces.

• 38 VB. Yengfu (Depósito del Yang)

Función: Punto de SEDACIÓN del meridiano de la VB. Punto King-Fuego de la VB (5 elementos). Punto del vaso Yangtsiao-Mo.
Situación: A 4 distancias encima del maléolo externo, en el borde anterior del peroné, algo por encima del punto donde el hueso se cubre de músculo.
Síntomas: Úlcera varicosa. Inestabilidad psíquica, suspiros. Problemas reumáticos y musculares, se agravan por el frío y la humedad. Dolor e inflamación de los ojos. Boca amarga. Cefaleas del temporal. Problemas reumáticos y musculares. Dolores en las articulaciones. Adenitis cervical. Dolor lumbar.

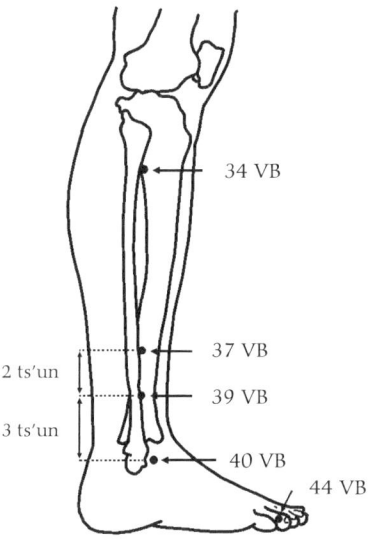

Figura 54

Acupuntura: Perpendicular, a 3-5 fen de profundidad (0.7 cun).
Moxas: 2-7 veces.

• **39 VB. Xuanzhong (Campana suspendida)**

Función: Punto LO, del grupo de los 3 meridianos Yang de la pierna.
Situación: A 3 distancias por encima del maléolo externo, sobre el borde anterior del peroné.
Síntomas: Acción específica sobre la formación leucocitaria. Inflamaciones crónicas. Acción sobre la médula. Dolor y rigidez de cuello y extremidades, en la región lumbar. Eczemas. Fístulas. Disuria. Ira. Inapetencia. Epistaxis. Desviación de la columna. Dolores e hinchazón del pie.
Acupuntura: 3 fen de profundidad.
Moxas: 3 veces.

• **40 VB. Tsiou-Siu (Mercado de la colina)**

Función: Punto FUENTE del meridiano de la VB.
Situación: Delante y debajo del maléolo externo, sobre la articulación calcáneo-cuboides.

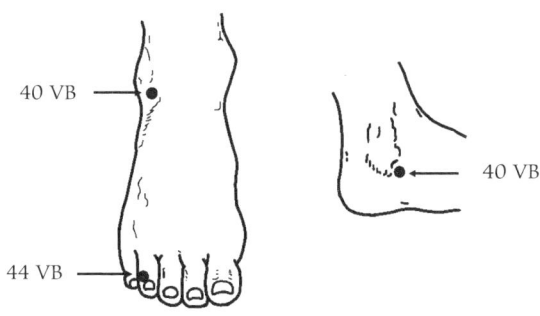

Figura 55

Síntomas: Catarata. Problemas reumáticos de todas las articulaciones y músculos. Disnea, agravada por el frío. Opresión del pecho. Espasmos súbitos intestinales. Vacío con fatiga. Calambres musculares.
Acupuntura: A 5 fen de profundidad.
Moxas: 5 veces.

• **41 VB. Linqi (Descenso de las lágrimas)**

Función: Punto del vaso TaeMo. Punto IU-Madera, del meridiano VB (5 elementos). Punto DOMINANTE.
Situación: En el espacio formado por el 4º y 5º metatarsiano, en su extremo proximal, a 4 distancias del 40 VB. En el lado externo del tendón del músculo extensor digital del pie.
Síntomas: Trastornos reumáticos de las extremidades y de la cadera. Afecciones de los ojos. Angor péctoris.

Dismenorrea. Depresión. Pleuresía. Miocarditis. Parálisis.
Acupuntura: 1 cun de profundidad.
Moxas: 5 veces.

• **42 VB. *Diwuhui (Quinta reunión terrestre)***

Situación: En el extremo distal del espacio formado por el 4º y 5º metatarsianos, a una distancia del 41 VB. En el dorso del pie, en la cabeza de la 1ª falange del 4º dedo.
Síntomas: Dolor en la cara externa del pie. Absceso del seno. Dolor en la axila y en la región lumbar.
Acupuntura: 1/2 cun.
Moxas: Prohibidas.

• **43 VB. *Xiaxi (Valle estrecho)***

Función: Punto de TONIFICACIÓN del meridiano de la VB. Punto YONG-Agua (5 elementos).
Situación: En el espacio interdigital del 4º y 5º dedos del pie, sobre la 1ª falange del 4º dedo.
Síntomas: Enrojecimiento de la parte externa del ojo. Artritis del pie. Disfunción vesicular. Insomnio. Debilidad Psíquica. Odontalgia. Hemorroides. Vértigos. Dolores de tórax. Prurito del oído. Rinitis. Parálisis de las piernas.
Acupuntura: Perpendicular, a 3 fen de profundidad (1 cun).
Moxas: 3 veces.

- **44 VB. Qiaoyin (Vía de comunicación del Inn)**

Función: Punto Tsing-Metal (5 elementos) del meridiano VB.
Situación: Angulo ungular del 4º dedo del pie, lado externo a dos mm por detrás. Mira al 5º dedo.
Síntomas: Dolor en el ángulo externo del ojo. Contracturas. Anginas. Debilidad cardiaca. Sordera. Varices. Boca seca. Dolor precordial. Tos crónica. Anemia cerebral. Pleuritis.
Acupuntura: Perpendicular, a 1 fen de profundidad (0.3 cun).
Moxas: 3 veces.

CAPÍTULO 14

Meridiano del Hígado

(Jueyin del pie)

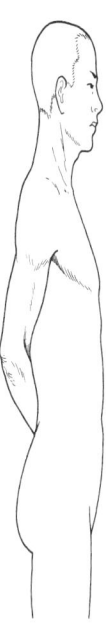

Horario: De 1 a 3 horas, para SEDAR. Después de ese horario, para TONIFICAR
Pulso: Mano izquierda, Zona II (central). PROFUNDO.
Meridiano Acoplado: Vesícula biliar.
Número de puntos: 14 Bilaterales.
Sentido de la Energía: Centrífugo.
Trayecto: Nace en el ángulo ungular externo del dedo gordo del pie, sube por su cara dorsal, pasa por delante del maléolo interno, sigue por el borde posterior de la tibia, cruza la rodilla por su cara interna, sube por el muslo, también por su cara interna; entre el meridiano del R y del BP cruza la ingle, pasa al abdomen y sube por las costillas, terminando en el 6º espacio intercostal (línea mamilar).

Como curiosidad, en escritos muy antiguos se lee que el meridiano del Hígado empieza en la zona de los pelos del dedo gordo del pie.

Función: Comanda las funciones del hígado, visión, sexualidad y músculos.

Síntomas de alteración: Digestiones difíciles. Mal humor. No puede erguirse por dolor lumbar. Incontinencia de la orina. La cara pierde su frescura. Asma. Cólera. Diarrea acuosa. Dolor en el bajo vientre.

Síntomas de vacío: Uñas secas. Prurito. Visión pobre. Parálisis. Acufenos. Mareos. Convulsiones.

Síntomas de exceso: Calambres de los miembros. Tensión y dolor en el tórax y abdomen. Hinchazón del pene. Rigidez. Priapismo y afección del escroto. Disnea. Tos. Cólera.

Vasos secundarios: El punto 13 H recibe un vaso del meridiano de la VB.

El 14 H lo recibe del BP, siendo un punto del vaso Inn-Oe. También el meridiano del H se conecta con los siguientes puntos: 6 BP, 33 V, 1 MC, 2 y 3 V.

El de pasaje 5 H está ligado al punto fuente 40 VB.

El punto fuente 3 H está unido al de pasaje de 37 VB.

Puntos comando:			
Tonificación:	8 H (Ququan)	Sedación:	2 H (Wingjian)
Fuente:	3 H (Taichong)	Asentimiento:	18 V (Ganshu)
Alarma:	14 H (Qimen)	Pasaje:	5 H (Ligou)

Puntos de los 5 elementos: Tsing-Madera 1H. Iong-Fuego 2 H. Iu-Tierra 3 H; King-Metal 4 H. Ho-Agua 8 H.

Punto dominante: 1 H.

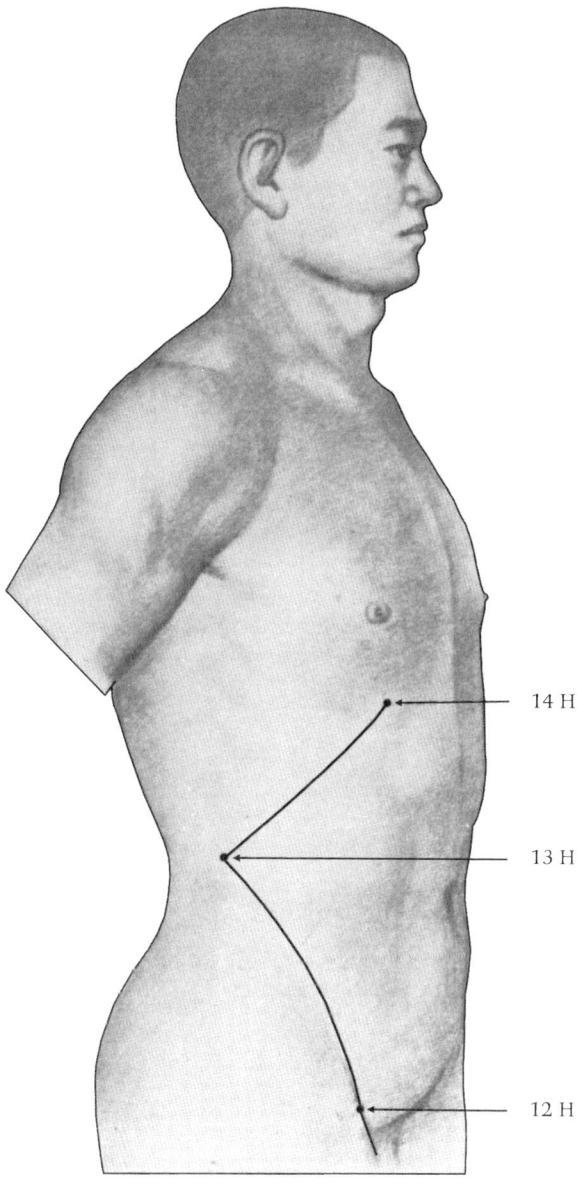

Figura 56. Meridiano del Hígado

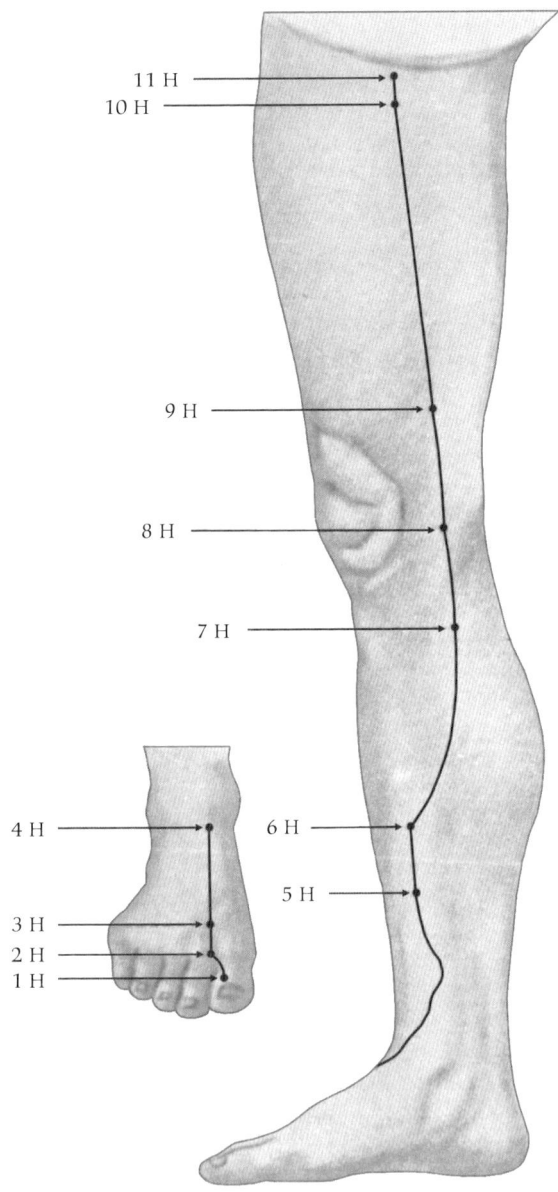

Figura 57. Meridiano del Hígado

El meridiano del H forma parte, junto con el de MC, del meridiano Tsiue-Inn (fin del Inn), que contiene más sangre que energía, por lo tanto se pueden sangrar sus puntos.

- **1 H. Dadun (Gran abundancia)**

Situación: Ángulo ungular externo del dedo gordo del pie, a 2 mm detrás del mismo.
Síntomas: Dolores en el bajo vientre. Prolapso uterino. Dismenorrea. Amenorrea. Metrorragia. Espasmos intestinales. Somnolencia, cansancio. Dolor de pene. Constipación.
Acupuntura: Oblicua, a 3 fen de profundidad.
Moxas: 3 veces.

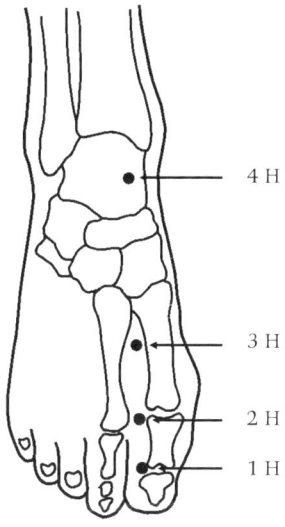

Figura 58

- **2 H. Xingjian (Intervalo activo)**

Función: Punto de SEDACIÓN del meridiano del H. Punto Iong (elementos).
Situación: En el espacio interdigital del 1º y 2º dedo, hacia el lado del 2º dedo.
Síntomas: Dismenorrea, metrorragia. Prurito vulvar. Problemas de la visión. Angor pectoris. Transpiración. Epilepsia. Trastornos digestivos. Actúa sobre la paratiroides. Calambre. Vaginismo

Acupuntura: Oblicua a 6 fen de profundidad (0.5 cun).
Moxas: 3 veces.

• 3 H. Taichong (Asalto supremo)

Función: Punto FUENTE del meridiano del H, Punto IU-tierra (5 elementos).
Situación: En el vértice del ángulo que forman los 2 primeros metatarsianos.
Síntomas: Prohibido punzar junto con 6 BP, PROVOCA EL ABORTO. Prurito vulvar. Dismenorrea. Vaginismo. Trastornos reumáticos de todas las articulaciones. Lumbago. Cansancio. Insomnio. Acufenos. Epilepsia. Hipertensión. Ictericia, cara terrosa. Parálisis del tibial anterior. Orinas insuficientes. Incontinencia. Dedos del pie paralizados. Espasmos. Diarreas pastosas. Suspira todo el día. Dificultad de andar. Todas las afecciones nasales. Ojos congestionados. Lengua que sangra.
Acupuntura: Ascendente, a 3 fen de profundidad (0.5 cun).
Moxas: 3 Veces.

• 4 H. Zhongfeng (Sello central)

Función: Punto KING-Metal del meridiano del H (5 elementos).
Situación: En la garganta del pie, sobre una línea que une ambos maléolos, entre el tendón del extensor común de los dedos y el extensor propio del dedo gordo, en un hueco.
Síntomas: Dolores lumbares y de piernas Inapetencia. Escalofríos. Trastornos de H y V B. Diarrea. Uretritis. Nervios. Contracturas musculares.
Acupuntura: Perpendicular, a 4 fen de profundidad (0.5 cun).
Moxas: 3 veces.

• 5 H. Ligou (Ultima gotera)

Función: Punto de pasaje, LO del meridiano del H con la VB.
Situación: En la cara interna de la tibia, cerca de su borde posterior, a 5 distancias por encima del punto más saliente del maléolo interno.
Síntomas: Dismenorrea. Leucorrea. Rigidez de las piernas. Dolores hepatovasculares. Miedo. Faringitis. Dispepsia. Acidez. Dolor en el bajo vientre. Prurito
Acupuntura: Perpendicular, a 2 fen de profundidad (0.5 cun).
Moxas: 3 a 6 Veces.

• 6 H. Zhongdu (Capital central)

Función: Punto Geki (japonés). Indicado para los trastornos agudos y dolorosos del meridiano del H.
Situación: Cara interna de la tibia, cerca de su borde posterior, a 7 distancias por encima del maléolo interno.
Síntomas: Diarrea. Cólicos abdominales. Piernas frías.
Acupuntura: Perpendicular, a 3 fen de profundidad (6 cun).
Moxas: 5 veces.

• 7 H. Xiguan (Barrera de la rodilla)

Situación: Sobre el borde de la meseta tibial, a 1 distancia detrás del borde posterior de la tibia, detrás de 9 BP.
Síntomas: Dolores en el bajo vientre. Artritis de rodilla.
Acupuntura: Perpendicular, a 3 fen de profundidad (5 cun).
Moxas: 5 veces.

- **8 H. Ququan (Fuente de la curva sinuosa)**

Función: Punto de TONIFICACIÓN del meridiano del H. Punto HO-Agua (5 elementos).
Situación: En la extremidad interna del pliegue de flexión de la rodilla, contra la tuberosidad de la tibia, detrás de tendón del sartorio.
Síntomas: Prurito vulvar. Detención de la función urinaria. Parálisis de las funciones intestinales. Diarrea. Disentería. Enfermedades de la rodilla, dolor, músculos contracturados. Dolor y frío de rodilla y pierna. Dolor en la parte interna del muslo. Parálisis de los músculos de las rodillas.
Acupuntura: Perpendicular, a 3 fen de profundidad (0.6 cun).
Moxas: 3 veces.

- **9 H. Yinbao (Envoltura del Inn)**

Situación: Cara interna del muslo, a 5 distancias por encima del pliegue de flexión de la rodilla.
Síntomas: Plenitud torácica. Disuria. Dolores lumbosacros. Reglas irregulares.
Acupuntura: Perpendicular, a 3-6 fen de profundidad (0.6 cun).
Moxas: 3 veces.

- **10 H. Wuli (5 Comarcas)**

Situación: En la cara anterointerna del muslo, a 3 distancias por debajo del borde superior del pubis, borde posterior del músculo sartorio.
Síntomas: Somnolencia. Meteorismo. Anuria. Insomnio. Distensión abdominal.
Acupuntura: Perpendicular, a 3 fen de profundidad.
Moxas: 5 veces.

• 11 H. Yinlian (Inn puro)

Situación: Encima del punto precedente, a 2 distancias por debajo del borde superior del pubis.
Síntomas: Punto especial para la ESTERILIDAD. Dolor de muslo.
Acupuntura: Prohibida.
Moxas: 6 veces.

• 12 H. Jimai (Vaso ardiente)

Situación: En el pliegue inguinal, a 1 distancia por debajo del punto 30 E.
Síntomas: Trastornos digestivos. Anexitis. Epididimitis.
Acupuntura: 1 cm de profundidad.
Moxas: 5 veces.

• 13 H. Zhangmen (Puerta de la manifestación)

Función: Punto de ALARMA del meridiano del BP. Punto de reunión con el meridiano de la VB. Punto de reunión de los 5 órganos.
Situación: En la extremidad libre de la 11ª costilla.
Síntomas: Falta de energía. Adelgazamiento. Dolor lumbar y de extremidades y tórax. Orinas turbias y lechosas. Tos. Disnea. Meteorismo con dolor intenso irradiado. Vómitos y angustia Trastornos energéticos.
Acupuntura: 6-8 fen de profundidad (0.8 cun).
Moxas: 3 a 15 veces.

• 14 H. Qimen (Puerta del tiempo)

Función: Punto de ALARMA del meridiano del H. Punto del vaso Inn-Oe.
Situación: En el 6º espacio intercostal, sobre la línea mamilar.

Síntomas: Todas las afecciones post-partum. Estados febriles. Dolores torácicos. Neurastenia. Gastralgia. Diarrea. Meteorismo. Coordinación ocular deficiente. Pleuresía. Distensión abdominal.
Acupuntura: Oblicua, a una profundidad de 4 fen (1 cun).
Moxas: 5 veces.

CAPÍTULO 15

Meridiano de la Vejiga

(Taiyang del pie)

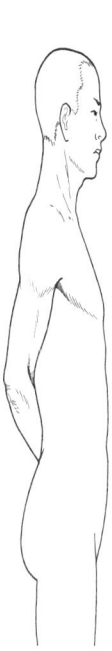

*H*orario: De 15 a 17 horas, para SEDAR. Después de ese horario, para TONIFICAR (proximal). SUPERFICIAL.
Meridiano Acoplado: Riñón.
Número de puntos: 67 Bilaterales.
Sentido de la Energía: Centrífugo.
Trayecto: Empieza en el ángulo interno del ojo, sube verticalmente por la frente, paralelo a la línea media, sigue por la región occipital y cuello, baja por la espalda, siempre en paralelo a la línea media.
En la espalda recorre dos veces la zona que va de la primera vértebra dorsal hasta el coxis. Esas dos líneas paralelas distan de la línea media posterior dos distancias la más cercana, y cuatro la siguiente.

Sigue por la cara posterior del muslo, cruza el hueco poplíteo, baja por la pierna hacia el hueco de atrás del maléolo externo, lo contornea, sigue por el borde externo del pie, finalizando en el punto 67 V, ángulo ungular del dedo pequeño.

Función: Controla la vejiga, con sus funciones.

Síntomas de alteración del meridiano: Dolor lumbar y de las piernas por su cara externa. Articulaciones rígidas. Ojos desorbitados. Dolor de cuello y columna lumbar. Malaria. Locura. Lagrimeo. Imposibilidad de mover el dedo pequeño del pie.

Síntomas de vacío: Sordera. Polaquiuria.

Síntomas de exceso: Dolor en la columna. Furunculosis. Anosmia. Incontinencia. Obstrucción nasal.

Vasos secundarios: El punto 1 V recibe varios vasos secundarios del meridiano del ID, E, TR, MC, BP y de los vasos Yangsiaomo e Innsiaomo.

En 11 V se conecta con: VG, ID y TR; el 12 V se relaciona con el VG.

En el 31 V, con VB.

En el 33 V, con VB y H. También en el 33 V recibe un vaso del ID.

El punto fuente 3 R conecta con el de pasaje 58 V.

El punto fuente 64 V, con el de pasaje 4 R.

El 62 V es el punto maestro del vaso Yangsiaomo y el 63 V corresponde al vaso Yangoe.

Puntos comando:			
Tonificación: 67 V (Zhiyin)		Sedación:	65 V (Shugu)
Fuente:	64 V (Jinggu)	Asentimiento:	28 V (Paigguanshu)
Alarma:	3 VC (Tchong-Tsi)	Pasaje:	58 V (Feiyang)

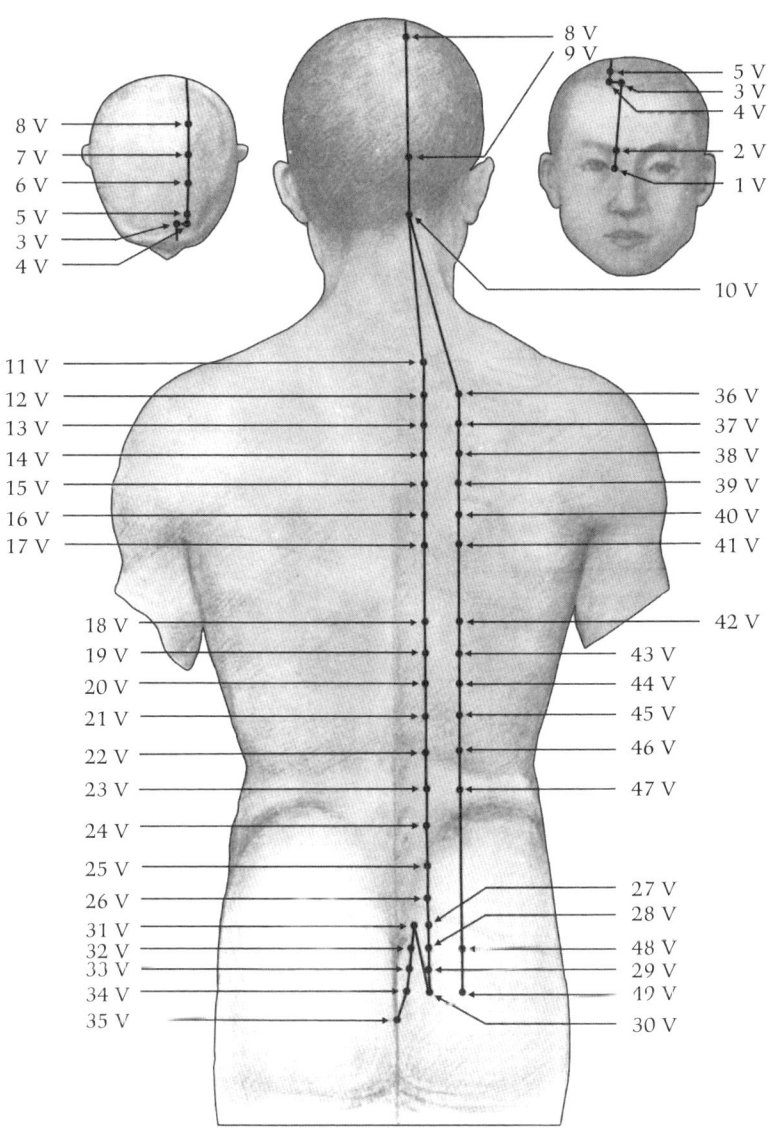

Figura 59. Meridiano de la Vejiga

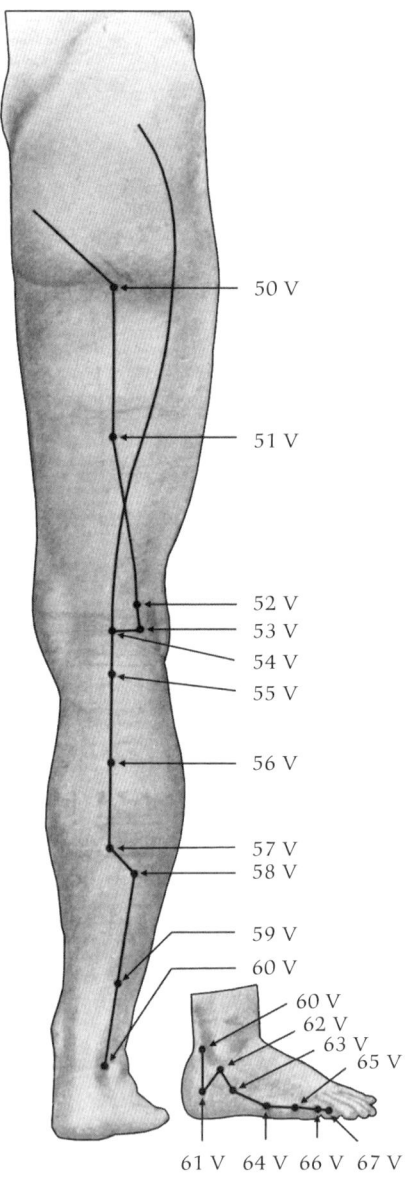

Figura 60. Meridiano de la Vejiga

Los puntos de los 5 elementos: Tsing-metal 67 V; IONG-agua 66 V; IU-madera 65 V; KING-fuego 60 V; HO-tierra 54 V.
Punto dominante: 66 V.

El meridiano de la V forma, junto con el del ID, el meridiano Trae-Yang (Yang supremo). Tiene más sangre que energía, por lo que se pueden sangrar sus puntos.

• 1 V. Jingming (Pupila clara)

Función: Punto de reunión con los meridianos del ID, E, y los vasos Yang-Tsiao-Mo e Inn-Tsiao-Mo.
Situación: A 2 mm por dentro del ángulo interno del ojo.
Síntomas: Blefaritis. Conjuntivitis. Orzuelos. Conjuntivitis. Glaucoma. Retinitis. Ojos hinchados.
Acupuntura: Perpendicular, a 1 fen de profundidad.
Moxas: Prohibidas.

• 2 V. Zanzhu (Bambúes apretados)

Situación: En la cabeza de la ceja, a una distancia de la línea media.
Síntomas: Bleforasmo con insomnio. Sinusitis. Excitación o depresión nerviosa. Estornudos. Cefaleas congestivas. Conjuntivitis pruriginosa. Lagrimeo por viento. Sinusitis, jaquecas y dolores de cabeza. Insomnio.
Acupuntura: Oblicua, a 3 fen de profundidad (0.5 cun).
Moxas: No se recomienda.

• 3 V. Meichong (Medio de la ceja)

Situación: En la frente, en el límite de los cabellos, a media distancia de la línea media.

Síntomas:	Obstrucción nasal. Enfermedades de los ojos. Epilepsia. Vértigo.
Acupuntura:	Oblicua, a 3 fen de profundidad.
Moxas:	Prohibidas.

• **4 V. Quchay (Curva diferente)**

Situación:	En la horizontal del punto anterior, a una distancia y media de la línea media.
Síntomas:	Piel seca. Obstrucción nasal. Visión débil. Cefalea de vertex. Epistaxis. Atrofia óptica.
Acupuntura:	Oblicua, a 3 fen de profundidad.
Moxas:	3 veces.

• **5 V. Wuchu (Los 5 lugares)**

Situación:	A una distancia detrás del 4 V, a una y media de la línea media.
Síntomas:	Meningitis. Convulsiones. Cefalea. Vértigo.
Acupuntura:	Oblicua, a 3 fen de profundidad.
Moxas:	3 veces.

• **6 V. Chengguang (Herencia luminosa)**

Situación:	A una distancia y media detrás de 5 V; a una y media de la línea media en la cisura fronto-parietal.
Síntomas:	Vértigos. Cornea opaca. Parálisis facial. Obstrucción nasal. Anosmia.
Acupuntura:	Oblicua, a 3 fen de profundidad. (0.5 cun).
Moxas:	Prohibidas.

• **7 V. Tongtian (Comunicación con el cielo)**

Situación:	En el cráneo, a una distancia y media de la línea media y a cinco y media por encima del 2 VB.

Síntomas: Parálisis facial. Tortícolis. Vértigo. Hemiplejia. Convulsiones. Cefalea. Obstrucción nasal. Anosmia.
Acupuntura: Oblicua, a 3 fen de profundidad.
Moxas: 3 veces.

• 8 V. Luoque (Trazado de las venas)

Situación: A una distancia y media detrás del 7 V y a una y media de la línea media.
Síntomas: Catarata. Glaucoma. Astenia psíquica. Convulsiones.
Acupuntura: Oblicua a 3 fen de profundidad.
Moxas: 3 veces.

• 9 V. Yuzhen (Almohada de jade)

Situación: En el occipucio, a una distancia y media por encima del reborde inferior del cráneo, a una distancia y media de la línea media.
Síntomas: Cefalea. Dolores de ojos. Miopía. Obstrucción nasal.
Acupuntura: Oblicua, a 3 fen de profundidad (0.5 cun).
Moxas: 3 veces.

• 10 V. Tianzhu (Columna celestial)

Situación: En la nuca, a una distancia de la línea media, debajo del reborde inferior del cráneo, en el límite de los cabellos.
Síntomas: Dolores oculares con lagrimeo. Algias de nuca y hombro. Neuralgia del trigémino. Anosmia. Rinitis. Obstrucción nasal. Problemas psíquicos. Epistaxis. Actúa sobre el parasimpático.

• 11 V. DAS *(Lanzadera grande)*

Función: Punto de reunión con los meridianos del ID, TR y VG, punto especial de los huesos.
Situación: A dos distancias de la línea media posterior, en la horizontal que pasa por debajo de la apófisis espinosa de la 1ª dorsal.
Síntomas: En todas las afecciones de los huesos. Acción sobre la paratiroides. Dolores occipitales por enfriamiento. Enfermedades pulmonares. Taquicardia. Afecciones de la laringe y los bronquios. Hernia inguinal. Parálisis de las piernas.
Acupuntura: Perpendicular, a 3-5 fen de profundidad.
Moxas: Prohibidas.

• 12 V. Fengmen *(Puerta del viento)*

Función: Punto de reunión con el VG.
Situación: A 2 distancias de la línea media, debajo de la apófisis espinosa de la 2ª dorsal.
Síntomas: TODAS las enfermedades nasales. Acción sobre la tiroides. Fiebre. Estornudos. Epistaxis. Rinorrea. Angor pectoris. Palpitaciones. Bronquitis. Asma. Coqueluche. Enfisema. Hemiplejia.
Acupuntura: 5 fen de profundidad (1 cun).
Moxas: 5 veces.

• 13 V. Feishu *(Asentimiento del pulmón)*

Función: Punto de asentimiento del P. Punto de SEDACIÓN de la energía de los 5 órganos. IU de Pulmón.
Situación: A 2 distancias de la línea media, debajo de la apófisis espinosa de la 3ª dorsal.

Síntomas: En todas las enfermedades pulmonares. Sudor abundante. Depresiones psíquicas. Desviación de columna. Diabetes. Prurito, acné.
Acupuntura: Perpendicular, a 3 fen de profundidad (0.5 cun).
Moxas: De 2 a 20 veces.

• 14 V. Jueyinshu (Asentimiento del Hígado, Maestro Corazón y meridiano Siueyin)

Función: Punto de asentimiento del meridiano MC.
Situación: A 2 distancias de la línea media, debajo de la apófisis espinosa de la 4ª dorsal.
Síntomas: Estados de excitación. Epilepsia. Nauseas. Palpitación. Arritmias. Anginas. Vómitos. Anosmia.
Acupuntura: Perpendicular, a 3 fen de profundidad (0.5 cun).
Moxas: 6 veces.

• 15 V. Xinghu (Asentimiento del corazón)

Función: Punto de asentimiento del meridiano del Corazón. Punto de SEDACIÓN de la energía de los 5 órganos.
Situación: A 2 distancias de la línea media, por debajo de la apófisis espinosa de la 5ª vértebra dorsal.
Síntomas: Inquietud. Insomnio. Actúa sobre la tiroides y especialmente sobre el corazón. Palpitaciones. Basedows. Epistaxis. Arritmias. Psiquismo. Espermatorrea.
Acupuntura: 3 fen de profundidad.
Moxas: 3 veces.

• 16 V. Dushu (Asentimiento del Vaso Gobernador)

Situación: A 2 distancias de la línea media, debajo de la apófisis espinosa de la 6ª dorsal.

Síntomas: Debilidad general. Dolores abdominales. Sudoración abundante. Pericarditis.
Acupuntura: Perpendicular, a 3 fen de profundidad (0.5 cun).
Moxas: 3 veces.

• 17 V. Geshu (Asentimiento del Diafragma)

Función: Punto MAESTRO DE LA SANGRE.
Situación: A 2 distancias de la línea media, debajo de la apófisis espinosa de la 7ª vértebra dorsal.
Síntomas: Trastornos gástricos Inn. Todas las enfermedades del corazón y la circulación. Inflamaciones broncopulmonares. Debilidad del miocardio.
Acupuntura: Perpendicular, a 3 fen de profundidad (0.5 cun).
Moxas: 3 veces.

• 18 V. Ganshu (Asentimiento del Hígado)

Función: Punto de SEDACIÓN de los 5 órganos. Punto de ASENTIMIENTO del meridiano del H.
Situación: A 2 distancias de la línea media, debajo de la apófisis espinosa de la 9ª vértebra dorsal.
Síntomas: Todos los trastornos funcionales del H y vías biliares, con síntomas gástricos. Depresión y tristeza. Cefaleas frontales o temporales. Hepatitis, gastritis. Rigidez de los huesos y tendones. Asma. Miogelosis. Agravación por la humedad. Hemorroides. Afecciones musculares. Esquizofrenia.
Acupuntura: Perpendicular, a 3 fen de profundidad (0.5 cun).
Moxas: 3 a 6 veces.

• 19 V. Danshu (Asentimiento de la Vesícula Biliar)

Función: Punto de asentimiento de la VB.

Situación: A 2 distancias de la línea media, debajo de la apófisis espinosa de la 10ª dorsal.
Síntomas: Cólera. Miogelosis muscular. Sequedad y amargura de boca. Epistaxis. Mal funcionamiento de la vesícula biliar. Calambres en las pantorrillas. Miedo. Hemoptisis. Jaquecas.
Acupuntura: Perpendicular, a 3 fen de profundidad.
Moxas: 5 veces.

• **20 V. Pishu (Asentimiento del Bazo)**

Situación: Punto de asentimiento del BP. Punto de SEDACIÓN de los 5 órganos.
Situación: A 2 distancias de la línea media, debajo de la apófisis espinosa de la 11ª vértebra dorsal.
Síntomas: Diabetes. Dolores reumáticos en la columna. Plenitud de pecho y abdomen con meteorismo. Inapetencia o bulimia.
Acupuntura: Perpendicular, a 3 fen de profundidad.
Moxas: 5.

• **21 V. Weishu (Asentimiento del Estómago)**

Función: Punto de asentimiento del estómago.
Situación: A 2 distancias de la línea media, debajo de la apófisis de la 12ª vértebra dorsal.
Síntomas: Contracturas musculares. Todas las enfermedades del estómago, algias, gastritis, espasmos, cólicos, acidez, inapetencia, vómitos. Enfermedades de los ojos.
Acupuntura: Perpendicular, a 3 fen de profundidad.
Moxas: 3 veces.

• 22 V. Sanjaoshu (Asentimiento del Triple Recalentador)

Función: Punto de asentimiento del TR.
Situación: A 2 distancias de la línea media, debajo de la apófisis espinosa de la 1ª vértebra lumbar.
Síntomas: Debilidad física y psíquica. Dolores reumáticos de espalda y rigidez de columna. Impotencia, esterilidad. Todas las afecciones digestivas, diarrea, inapetencia. Dolor en los hombros. Distensión abdominal.
Acupuntura: Perpendicular, a 3-6 fen de profundidad (1 cun).
Moxas: 3 a 6 veces.

• 23 V. Senshu (Asentimiento de los Riñones)

Función: Punto de asentimiento del Riñón. Punto de SEDACIÓN de los 5 órganos.
Situación: A 2 distancias de la línea media, debajo de la apófisis espinosa de la 2ª vértebra lumbar.
Síntomas: Lumbago. Ciática. Miogelosis lumbar. Acción sobre la suprarrenal. Diabetes. Diarrea crónica. Vista turbia. Inflamación de la uretra. Eyaculación precoz. Todas los trastornos del riñón.
Acupuntura: Perpendicular, a 3 fen de profundidad (1 cun).
Moxas: Una por año de edad.

• 24 V. Qihaishu (Asentimiento del punto Qihai 6 VC)

Situación: A 2 distancias de la línea media, debajo de la apófisis espinosa de la 3ª lumbar.
Síntomas: Constipación. Lumbago. Hemorroides. Estreñimiento.
Acupuntura: Perpendicular, a 3 fen de profundidad.
Moxas: 5 veces.

• **25 V. Dachangshu *(Asentimiento del Intestino Grueso)***

Función: Punto de asentimiento del IG.
Situación: A 2 distancia de la línea media, debajo de la apófisis espinosa de la 4ª vértebra lumbar.
Síntomas: Constipación. Prolapso rectal. Hemorroides. Incontinencia de la orina. Lumbago. Rigidez de columna. Parálisis de las piernas.
Acupuntura: Perpendicular, a 3 fen de profundidad (1 cun).
Moxas: 3 veces.

• **26 V. Guanyuanshu *(Transportar para ofrecer en la barrera de la fuente)***

Situación: A 2 distancias de la línea media, debajo de la apófisis de la 5ª vértebra lumbar.
Síntomas: Neurastenia. Impotencia. Insomnio. Constipación. Dificultades de la micción. Esterilidad. Lumbago. Todos los trastornos ginecológicos.
Acupuntura: Perpendicular, a 3 fen de profundidad.
Moxas: 3 veces.

• **27 V. Xiaochamgshu *(Asentimiento del Intestino Delgado)***

Función: Punto de asentimiento del ID.
Situación: A 2 distancias de la línea media, a nivel del 1er agujero sacro.
Síntomas: Lumbago, ciática, dolores sacros de columna. Constipación. Hemorroides. Incontinencia de la orina. Metritis. Uretritis. Espermatorrea.
Acupuntura: Perpendicular, a 3 fen de profundidad (0.5 cun).
Moxas: 3 veces.

- **28 V. Paigguangshu *(Asentimiento de la Vejiga)***

Situación: A 2 distancias de la línea media, o a nivel del 2º agujero sacro.
Síntomas: Rigidez de la columna. Diarrea. Trastornos circulatorios de las mujeres. Cistitis. Lumbago. Incontinencia. Diabetes. Debilidad.
Acupuntura: Perpendicular, a 3 fen de profundidad (1 cun).
Moxas: 3 a 6 veces.

- **29 V. Zhonghoshu *(Asentimiento de la región sacra)***

Situación: A 2 distancias de la línea media, a nivel del 3er agujero sacro.
Síntomas: Disentería. Dolores lumbares. Aerocolia. Diabetes.
Acupuntura: Perpendicular, a 3 fen de profundidad.
Moxas: 3 veces.

- **30 V. Baihuanshu *(Asentimiento del esfínter)***

Situación: A 2 distancias de la línea media, a nivel del 4º agujero sacro.
Síntomas: Dolores renales y de columna. Espasmos rectales. Metritis. Disuria. Hernia.
Acupuntura: Perpendicular, a 5 fen de profundidad (0.6 cun).
Moxas: Prohibidas.

- **31 V. Shangliao *(Orificio superior)***

Situación: Borde interno del 1er agujero sacro, a nivel del punto 27 V, entre éste y la línea media.
Función: Punto de reunión con el meridiano de la VB.
Síntomas: Trastornos de la menopausia. Epistaxis. Esterilidad. Vómitos. Flujo. Anuria. Constipación. Retención urinaria.

Acupuntura: 8 fen de profundidad.
Moxas: 10 veces.

• 32 V. Ciliao (Segundo orificio)

Situación: Borde interno del 2° agujero sacro, a nivel del punto 28 V.
Síntomas: Vómitos. Diarrea. Lumbociática. Flujo. Esterilidad. Problemas urinarios. Hernia.
Acupuntura: Perpendicular, a 3 fen de profundidad.
Moxas: 6 veces.

• 33 V. Zhongliao (Orificio central)

Función: Punto de reunión con el meridiano del H y VB.
Situación: Borde interno del 3er agujero sacro, a nivel de 29 V.
Síntomas: Aerocolia. Vómitos. Lumbalgia. Hemorroides. Flujo. Esterilidad. Dismenorrea.
Acupuntura: Perpendicular, a 3 fen de profundidad (1 cun).
Moxas: 3 veces.

• 34 V. Xiliao (Orificio inferior)

Situación: Borde interno del 4° agujero sacro, a nivel del punto 30 V.
Síntomas: Menstruación prolongada. Diarrea. Lumbalgia.
Acupuntura: Perpendicular, a 3 fen de profundidad.
Moxas: 3 veces.

• 35 V. Huiyang (Reunión de los Yang)

Situación: Borde externo del coxis, a nivel de la articulación sacrocoxígea.
Síntomas: Debilidad general. Leucorrea. Blenorragia. Hemorroides.

Acupuntura: Perpendicular, a 2 fen de profundidad (0.5 cun).
Moxas: 3 veces.

• **36 V. Chengeu (Junto al músculo)**

Función: Punto de reunión con el ID.
Situación: A 4 distancias de la línea media, debajo de la apófisis espinosa de la 2ª vértebra dorsal, a 2 distancias por fuera del punto 12 V.
Síntomas: Dolores de cuello, hombro y espalda. Parálisis de piernas. Ciática. Tortícolis.
Acupuntura: Perpendicular, a 6 fen de profundidad (0.7 cun).
Moxas: 3 veces.

• **37 V. Yinmen (Puerta del alma)**

Situación: A 4 distancias de la línea media, debajo de la apófisis espinosa de la 3ª dorsal, a 2 distancias por fuera del punto 13 V.
Síntomas: Afecciones bronco-pulmonares. Tortícolis. Vómitos. Parálisis de las piernas. Dolores de brazo, hombro y espalda.
Acupuntura: Perpendicular, a 6 fen de profundidad.

• **38 V. Fuxi (Centros vitales)**

Situación: A 4 distancias de la línea media, debajo de la apófisis espinosa de la 4ª dorsal, a 2 por fuera del punto 14 V. El paciente sentado, muy inclinado hacia adelante, manos apoyadas sobre las rodillas, o acostado boca abajo, los brazos bien extendidos.
Síntomas: Especial para enriquecer la sangre. Agotamiento. Hipo. Dolor de hombro y dorso. Bronquitis crónica. Amenorrea. Tuberculosis pulmonar.

Acupuntura: Perpendicular, a 5 fen de profundidad (0.5 cun).
Moxas: 3 veces.

• 39 V. Weiyang (Almacenamiento del Yang)

Situación: A 4 distancias de la línea media, debajo de la apófisis espinosa de la 5ª vértebra dorsal. A 2 distancias por fuera de 15 V.
Síntomas: Estado febril, escalofríos. Contracturas de espalda Estreñimiento. Hipo. Fiebre. Dolor lumbar.
Acupuntura: Perpendicular, a 6 fen de profundidad (0.5 cun).
Moxas: 3 veces.

• 40 V. Weizhong (Carga central)

Situación: A 4 distancias de la línea media, debajo de la apófisis espinosa de la 6ª vértebra dorsal, a 2 distancias por fuera del 16 V.
Síntomas: Dolores en los ojos. Fatiga. Epistaxis. Braquialgia. Cólicos abdominales. Ciática. Insomnio.
Acupuntura: Perpendicular, a 3 fen de profundidad.
Moxas: Prohibidas.

NOTA: Otros autores sitúan este punto en el medio del pliegue transversal del poplíteo, entre el bíceps femoral y el músculo semitendinoso.

• 41 V. Fufen (Barrera del diafragma)

Situación: A 4 distancias de la línea media, debajo de la apófisis espinosa de la 7ª vértebra dorsal, a 2 distancias por fuera del punto 17 V.
Síntomas: Colitis. Dolores en el brazo y tórax.
Acupuntura: Perpendicular, a 2-5 fen de profundidad.
Moxas: 5 veces.

- *42 V. Puhu (Puerta del alma)*

Situación: A 4 distancias de la línea media, debajo de la apófisis espinosa de la 9ª vértebra dorsal, a 3 distancias por fuera del punto 18 V.
Síntomas: Trastornos hepáticos. Tuberculosis. Espasmos de esófago. Colitis. Cólico abdominal. Dolores de hombro.
Acupuntura: Perpendicular, a 5 fen de profundidad.
Moxas: 5 a 20 veces.

- *43 V. Gaohuang (Centros vitales)*

Situación: A 4 distancias de la línea media, debajo de la apófisis espinosa de la 10ª vértebra dorsal, a 2 distancias por fuera del 19 V.
Síntomas: Trastornos de hígado y vesícula con mucha astenia. Nauseas. Anorexia. Neurastenia. Revitalizador.
Acupuntura: 5 fen de profundidad.
Moxas: 50 veces.

- *44 V. Shentang (Asiento de la imaginación)*

Situación: A 4 distancias de la línea media, debajo de la apófisis espinosa de la 11ª vértebra dorsal, a 2 distancias por debajo del punto 20 V.
Síntomas: Vómitos. Gastritis. Fiebre. Asma. Dolores en el hombro. Flatulencia.
Acupuntura: Perpendicular, a 3-6 fen de profundidad.
Moxas: 2 a 5 veces.

• 45 V. Yixi *(Despensa del Estómago)*

Situación: A 4 distancias de la línea media, debajo de la apófisis espinosa de la 12ª vértebra dorsal, a 2 distancias por fuera del punto 21 V.
Síntomas: Dolores musculares dorsales. Gastritis. Constipación.
Acupuntura: Perpendicular, a 6 fen de profundidad.
Moxas: 10 veces.

• 46 V. Geguan *(Puerta de los centros vitales)*

Situación: A 4 distancias de la línea media, debajo de la apófisis espinosa de la 1ª lumbar, a 2 distancias por fuera del punto 22 V.
Síntomas: Trastornos de la lactancia. Dolores precordiales. Hipo. Falta de apetito.
Acupuntura: 5 fen de profundidad.
Moxas: 5 veces.

• 47 V. Hunmen *(Asiento de la voluntad)*

Situación: A 4 distancias de la línea media, debajo de la apófisis espinosa de la 2ª vértebra lumbar, a 2 distancias por fuera del punto 23 V.
Síntomas: Debilidad mental. Acción sobre la suprarrenal. Lumbalgia. Nefritis. Trastornos discales y digestivos. Colitis. Especial en problemas genitales.
Acupuntura: Perpendicular, a 5 fen de profundidad.
Moxas: 3 veces.

• 48 V. Yanggang (Centro vital del Útero)

Situación: A 4 distancias de la línea media, a nivel del 2º agujero sacro, a 2 distancias por fuera del punto 28 V.
Síntomas: Artritis sacroiliaca. Hemorroides. Digestiones lentas. Dolor en los flancos.
Acupuntura: Perpendicular, a 4 fen de profundidad.
Moxas: 5 veces.

• 49 V. Yishe (Lado de la 4ª sacra - Asalto de la imaginación)

Situación: A 4 distancias de la línea media, a nivel del 4º agujero sacro, a 2 distancias por fuera del punto 30 V.
Síntomas: Todas las hemorroides. Lumbalgias. Anorexia. Enfermedades del hígado.
Acupuntura: Perpendicular, a 3-5 fen de profundidad.
Moxas: 10 veces.

• 50 V. Weicang (Recibe el apoyo)

Situación: En la línea media del muslo, en el pliegue glúteo.
Síntomas: Hemorroides. Disuria. Estreñimiento. Flatulencia.
Acupuntura: Perpendicular, a 5 fen de profundidad.
Moxas: 3 veces.

• 51 V. Huangmen (Puerta de la prosperidad)

Situación: Línea media del muslo, a 9 distancias por encima del hueco poplíteo.
Síntomas: Rigidez de la columna. Ciática. Lumbalgia. Inflamación de la glándula mamaria.
Acupuntura: Perpendicular, a 5 fen de profundidad.
Moxas: 10 veces.

• 52 V. Zhishi *(Asiento de la voluntad)*

Situación: Región latero-superior de la rodilla, borde interno del músculo bíceps, a 1 distancia por encima del 53 V.
Síntomas: Dolor de rodilla. Cistitis. Cólicos intestinales. Calambres en las pantorrillas. Retención urinaria.
Acupuntura: Perpendicular, a 8 fen de profundidad.
Moxas: 5 veces.

• 53 V. Baohuang o Baohuang *(Almacenamiento del Yang)*

Función: Punto HO del TR.
Situación: En el hueco poplíteo, por dentro del tendón del bíceps, a 2 distancias por fuera del punto 54 V (punzar flexionando la rodilla).
Síntomas: Dolor de rodilla y axilar. Retención urinaria Disuria.
Acupuntura: Perpendicular, a 5 fen de profundidad.
Moxas: 5 veces.

• 54V. Zhibian *(Almacenamiento medio)*

Función: Punto HO del meridiano de la V (5 elementos). Comanda las regiones renal y dorsal.
Situación: En el centro del hueco poplíteo, en medio de la línea de la flexión de la rodilla.
Síntomas: Artritis de rodilla y cadera. Todas las erupciones cutáneas crónicas. Alopecia y caída de cejas. Todos los dolores lumbares. Debilidad de pies. Calambres. Gota. Insomnio. Prurito anal. Neurastenia. Glaucoma. Epistaxis.
Acupuntura: Perpendicular, a 4 fen de profundidad.
Moxas: 5 veces.

NOTA: Otros autores lo identifican como 40 V.

• 55 V. Feiyang (Reunión del Yang)

Situación: En la línea media, a 2 distancias por debajo del 54 V.
Síntomas: Dolor de pantorrillas. Inflamación de la matriz. Rigidez de la columna y zona renal.
Acupuntura: Perpendicular, a 6 fen de profundidad.
Moxas: 5 veces.

• 56 V. Chengchin (Sostén de los músculos)

Situación: Entre los gemelos, a 2 distancias bajo el 54 V.
Síntomas: Lumbociática. Claudicación intermitente. Hemorroides. Diarrea. Inflamación de la axila. Atonía muscular.
Acupuntura: Prohibida.
Moxas: 3 veces.

• 57 V. Chengsan (Sostén de la montaña)

Situación: En la línea posterior de la pantorrilla, en el límite inferior de los dos gemelos, en la mitad de la línea que une los puntos 54 y 60 V.
Síntomas: Dolores reumáticos del pie y dedos. Lumbalgia. Hemorroides. Inapetencia. Anorexia. Parálisis de las piernas.
Acupuntura: Perpendicular, a 6-8 fen de profundidad.
Moxas: 5 veces.

• 58 V. Feiyang (Vuelo planeado)

Función: Punto de PASAJE LO del meridiano de la V con del R.
Situación: Por fuera del punto 57 V y a 1 distancia por debajo del mismo, detrás del borde posterior del peroné.

Síntomas: En las enfermedades crónicas, trastornos reumáticos y dermatosis. Hemorroides. Ciática.
Acupuntura: Perpendicular, a 3 fen de profundidad.
Moxas: 5 veces.

• **59 V. Fuyang (Yang del hueso del pie)**

Situación: Detrás del borde posterior del peroné, a 3 distancias por encima del maléolo externo.
Síntomas: Debilidad general. Parálisis facial. Tetraplejía. Lumbociática. Dolor en la pierna.
Acupuntura: 5 fen de profundidad.
Moxas: 5 veces.

• **60 V. Kunlun (Una montaña en Tibet, su nombre)**

Función: Punto KING del meridiano de la V (5 elementos).
Situación: Encima del hueso calcáneo, entre el maléolo externo y el tendón de Aquiles, cara externa del pie.
Síntomas: Dolores nerviosos. Pies dolorosos. Ciática. Dolor de las piernas, cuello y cabeza. Asma. Tos. Neumonía. Mareos. Pie hinchado y doloroso. Dolor de ojos.
Acupuntura: 5 fen de profundidad.
Moxas: 5 veces.

• **61 V. Pucan (Ayuda del servidor)**

Función: Punto del vaso Yang-Tsiao-Mo.
Situación: Sobre la cara externa del calcáneo, a una distancia y media debajo del punto 60 V, verticalmente.
Síntomas: Hinchazón de la rodilla. Epilepsia. Parálisis de pierna. Talalgia. Debilidad. Glaucoma. Blenorragia.
Acupuntura: Perpendicular, a 3 fen de profundidad.
Moxas: 3 veces.

• **62 V. Shenmai *(El pulso del inicio)***

Función: Punto maestro y punto de entrada del vaso Yang-Tsiao-Mo.
Situación: Debajo de la punta del maléolo externo, a media distancia del mismo.

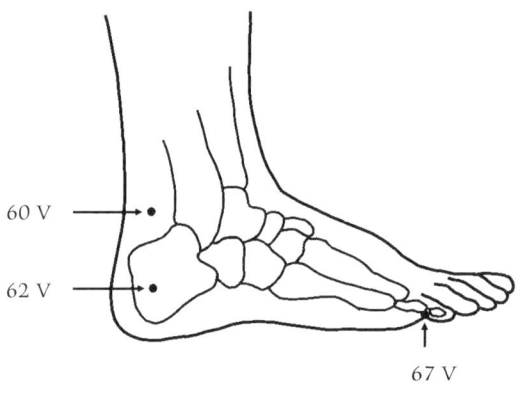

Figura 61

Síntomas: Debilidad psicofísica. Reumatismo de pie, rodilla y cadera agravados por la humedad. Problemas del lenguaje. Acufenos. Vértigos. Convulsiones. Inflamaciones de los ojos. Epistaxis. Insomnio nervioso. Esguince del tobillo. Reglas dolorosas. Furunculosis. Calambres. Rigidez de cuello. Epilepsia diurna. Mareos.
Acupuntura: Perpendicular, a 3 fen de profundidad.
Moxas: 3 veces.

• **63 V. *Jinmen (Puerta de oro)***

Función: Punto de entrada del vaso Yang-Oe. Punto GEKI (japonés).

Situación: En el hueco que está debajo del borde anterior del maléolo externo.
Síntomas: Dolor de rodilla. Meningitis en niños. Dolor inferior del abdomen. Sordera. Colitis.
Acupuntura: Perpendicular, a 1 fen de profundidad.
Moxas: 3 veces.

• **64 V. Jinggu (Hueso capital)**

Función: Punto FUENTE del meridiano de la vejiga.
Situación: Extremidad proximal del 5º metatarsiano, en su reborde posteroinferior.
Síntomas: Contracturas musculares. Cefalea congestiva. Dolores de las articulaciones. Tortícolis. Epistaxis. Trastornos cardiacos.
Acupuntura: Perpendicular, a 3 fen de profundidad.
Moxas: 5 veces.

• **65 V. Shugu (Ligadura ósea)**

Función: Punto de SEDACIÓN del meridiano de la V. Punto IU (5 elementos).
Situación: Extremidad distal del 5º metatarsiano, detrás de la articulación metatarsofalángica, en un hueco.
Síntomas: Calambres de pantorrillas. Furunculosis de espalda. Lagrimeo. Contracción y rigidez de la nuca. Coxoartrosis. Lumbago. Sordera.
Acupuntura: Perpendicular, a 3 fen de profundidad.
Moxas: 3 veces.

• **66 V. Zufonggu (Valle comunicante)**

Función: Punto IONG (5 elementos). Punto DOMINANTE.
Situación: En el borde externo del pie, delante de la articulación metatarsofalángica del 5º dedo.

Síntomas: Temor. Trastornos digestivos. Anosmia. Vista nublada.
Acupuntura: Perpendicular, a 2 fen de profundidad.
Moxas: 3 veces.

• 67 V. Zhiyin (Llegada del Inn)

Función: Punto TONIFICANTE del meridiano de la V. Punto TSING metal, (5 elementos).
Situación: Angulo ungular externo del 5º dedo, 2 mm detrás del mismo.
Síntomas: Depresión o hiperexcitación. Dolores reumáticos del pie, extremidades inferiores y lumbares. Conjuntivitis. Lagrimeo. Hemorroides. Parásitos intestinales. Sordera. Según el NEI CHING dice: «La punción del punto 67 V hará desaparecer cualquier dolor...»
Acupuntura: A 2 fen de profundidad.
Moxas: 3 veces.

CAPÍTULO 16

Meridiano del Riñón

(Shaoyin del pie)

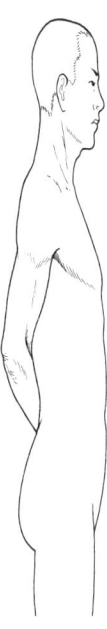

Horario: De 17 a 19 horas, para SEDAR.
Después de ese horario, para TONIFICAR
Pulso: Mano izquierda, Zona III (proximal).
PROFUNDO.
Meridiano Acoplado: Vejiga.
Número de puntos: 27 bilaterales
Sentido de la Energía: Centrípeta.
Trayecto: Empieza en la planta del pie, rodea su borde interno, sigue rodeando el maléolo interno, sube por la cara interna de la pierna, cruza la rodilla por su pliegue interno, sube por el más posterior de los tres meridianos YIN, cruza la ingle, continúa por el abdomen, tórax, entre la línea media y el meridiano del estómago y termina bajo la clavícula.

Función: Comanda el riñón, su actividad eliminatoria, su acción sobre la sexualidad y la voluntad y su actuación sobre las glándulas suprarrenales.

Síntomas de alteración: Cara de color marrón. Tiene hambre, pero sin ganas de comer. Visión turbia. Miedos. Disnea. Todo lo relativo a los huesos. Dolor en la planta del pie y lado interno de la pierna. Sequedad de lengua y boca. Tos con expectoración hemoptoica. Disnea.

Síntomas de vacío: Falta de decisión, inferioridad. Dolor de piernas. Debilidad. Espermatorrea. Sordera. Vértigo.

Síntomas de exceso: Oliguria. Orinas coloreadas.

Vasos secundarios: El punto 6 R es el punto maestro del vaso Innsiaomo (8 R).

El 9 R es el punto de entrada del vaso Yinnoe.

En el abdomen, los puntos 11 a 21 R pertenecen al vaso Tchrongmo.

Otros vasos conectan al riñón con los puntos 6 BP, 1 VG, 3, 4, 7 y 17 VC.

El punto de pasaje 4 R está conectado con el fuente del meridiano de la vejiga 64 V.

El fuente 3 R, con el de pasaje 58 V.

Puntos comando:			
Tonificación:	7 R (Fuliu)	Sedación:	1 R (Yongquan)
Fuente:	3 R (Taixi)	Asentimiento:	23 V (Shenshu)
Alarma:	25 VB (Jingmen)	Pasaje:	4 R (Dazhong)

Puntos de los 5 elementos: Agua: HO 10 R; Madera: TSING 1 R; Fuego: IONG 2 R; Tierra: IU 3 R; Metal: KING 7 R.

Punto dominante: 10 R.

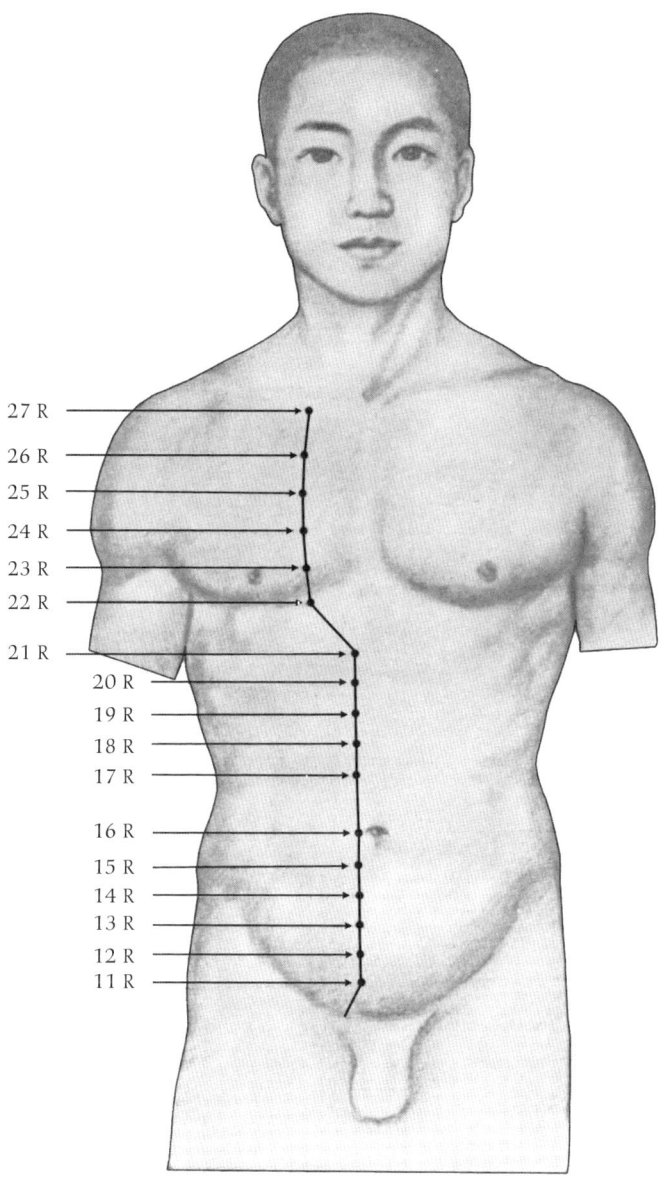

Figura 62. Meridiano del Riñón

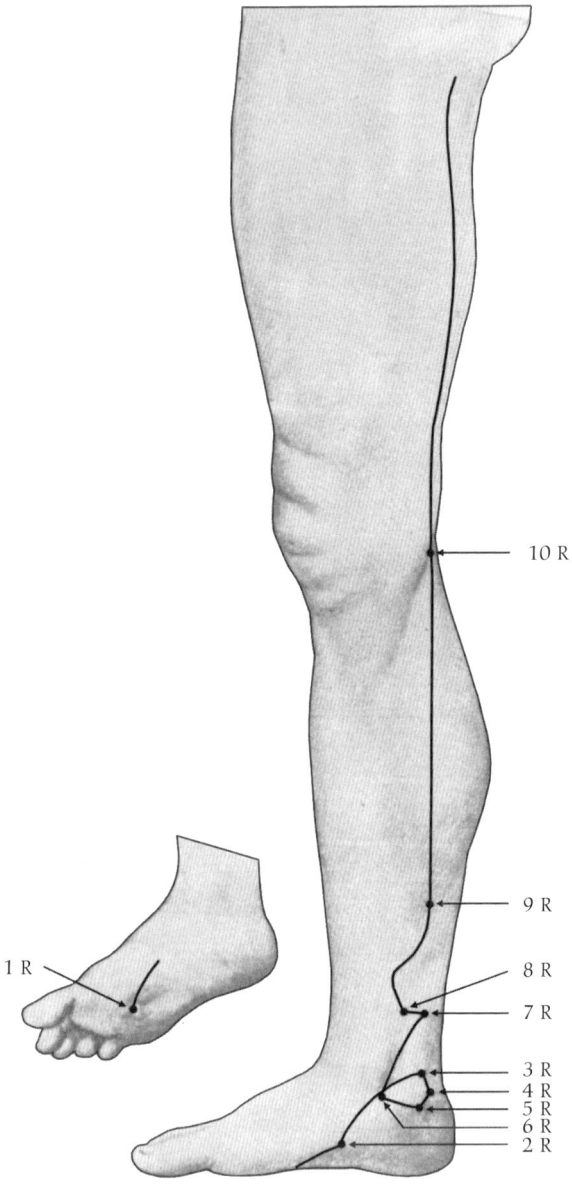

Figura 63. Meridiano del Riñón

El meridiano del R con el del C forman el meridiano Chao-Inn medio. Contiene más energía que sangre, por lo que no se debe sangrar.

- **1 R. Yongquan (Fuente borbotante)**

Función: Punto de SEDACIÓN, punto Tsing-madera del mismo (5 elementos).
Situación: En la planta del pie, con los dedos flexionados, en el hueco que se forma en la parte anterior.
Síntomas: Miedo. Epilepsia. Trastornos circulatorios, musculares y articulares de las piernas. Asma. Bronquitis. Constipación. Diarrea. Trastornos nasales y oculares. Esterilidad. Disfonía. Amigdalitis. Amnesia. Epilepsia. Angor péctoris. Oleadas de calor en la menopausia. Tuberculosis. Hace sudar de inmediato.
Acupuntura: Perpendicular, a 2-5 fen de profundidad.
Moxas: 3 veces.

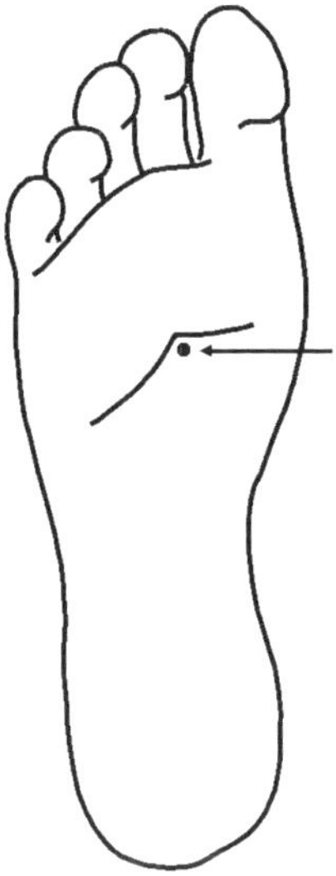

Figura 64

- **2 R. Rangu (Valle de la aprobación)**

Función: Punto IONG-Fuego del meridiano del R (5 elementos). Segundo punte de SEDACIÓN.

Situación: Cara interna del pie, delante y debajo del maléolo interno, justo por debajo del saliente del escafoides.
Síntomas: Hiperexcitabilidad. Problemas circulatorios de los pies. Inflamación de pie y talón. Angor pectoris. Faringitis. Laringitis. Calambres. Esterilidad (acción sobre el ovario). Acné. Cistitis. Exceso de decisión. Incontinencia de orina. Sudores sin motivo. Hipertensión.
Acupuntura: Perpendicular, a 3 fen de profundidad.
Moxas: 3 veces.

• **3 R. Taixi *(Valle supremo)***

Función: Punto FUENTE del R. Punto IU, tierra (5 elementos).
Situación: Cara interna del pie, a media distancia detrás del maléolo interno, encima del hueso calcáneo, sobre la arteria tibial posterior.

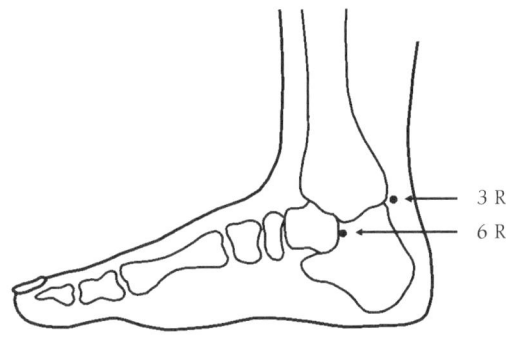

Figura 65

Síntomas: Acufenos. Sudores. Debilidad. Agotamiento. Amigdalitis. Faringitis. Afonía. Pies húmedos. Parálisis de piernas. Diabetes. Calambres.

Trastornos circulatorios. Odontalgia. Dismenorrea. Pie hinchado. Lumbago. Psicopatías.
Acupuntura: Perpendicular, a 3 fen de profundidad.
Moxas: 3 veces.

• **4 R. Dazhong (Gran campana)**

Función: Punto de PASAJE «LO» del meridiano del R con el vejiga.
Situación: En el borde superior del calcáneo, entre el tendón de Aquiles y el tendón del flexor propio, a media distancia debajo y poco detrás del punto 3 H.
Síntomas: Debilidad nerviosa. Angor péctoris. Constipación. Palpitaciones. Agitación. Asma. Anuria. Dolor lumbar y de columna. Ansiedad y palpitaciones.
Acupuntura: Perpendicular, a 2 fen de profundidad.
Moxas: 3 veces.

• **5 R. Shuiquan (Fuente del agua)**

Función: Punto GEKI (japonés) en afecciones agudas y dolorosas del meridiano del Riñón.
Situación: En la vertical del punto 3 R, a 1 distancia abajo.
Síntomas: Talalgia. Dolor de abdomen. Lumbalgia. Disuria. Miopía. Dolores en la pelvis. Lesiones del alveolo interno. Insuficiencia renal.
Acupuntura: Perpendicular, a 3 fen de profundidad.
Moxas: 5 veces.

• **6 R. Zhaohai (Mar luminosa)**

Función: Punto del vaso Inn-Tsiao-Mo.
Situación: A media distancia debajo del maléolo interno, entre dos tendones y entre el calcáneo y el astrágalo.

Síntomas: Trastornos reumáticos de las piernas. Afecciones gástricas. Epilepsia. Fístula anal. Menopausia. Prurito vulvar. Fibroma uterino. Neurastenia. Cistitis. Prostatitis. Alergia. Hematuria. Afonía. Hemorroides. Trastornos menstruales. Cura el alcoholismo. Insomnio. Sequedad de garganta.
Acupuntura: Perpendicular, a 3-4 fen de profundidad (0.5 cun).
Moxas: 3 veces.

- **7 R. Fuliu *(El destino exterior-Retornar)***

Función: Punto de TONIFICACIÓN del meridiano. Punto KING-Metal (5 elementos).
Situación: Cara interna de la pierna, a 2 distancias por encima del maléolo interno y a 1 distancia por detrás del borde posterior de la tibia, sobre la arteria tibial posterior.
Síntomas: Rigidez de columna. Lombrices en los niños. Debilidad nerviosa. Enfermedades crónicas. Disfunción vesicular. Debilidad en las piernas. Tromboflebitis. Catarro tubario. Otitis. Tristeza. Acidez. Prostatitis. Flujo. Hemorroides. Hematuria. Parálisis en las piernas. Fatiga crónica. Distensión abdominal. Sudor muy abundante.
Acupuntura: Perpendicular, a 4 fen de profundidad.
Moxas: 5 veces.

- **8 R. Jiaoxin *(Confianza mutua)***

Función: Punto del vaso Innsiaomo.
Situación: A 2 distancias por encima del maléolo interno, a la altura del punto 7 R, detrás del borde posterior de la tibia.
Síntomas: Dolor lumbar y de rodilla. Sudor nocturno. Disuria. Miedos. Estreñimiento. Parálisis de piernas.

Acupuntura: Perpendicular, a 4 fen de profundidad.
Moxas: 5 veces.

• 9 R. Zhubin (Homenaje a los esposos)

Función: Punto de entrada del vaso Inn-Oe.
Situación: Cara interna de la pierna, 5 distancias por encima del maléolo interno, delante de la extremidad del músculo gemelo, en su unión con el tendón de Aquiles.
Síntomas: Locura. Epilepsia. Dolor en la pantorrilla.
Acupuntura: Perpendicular, a 3 fen de profundidad.
Moxas: 3 veces.

• 10 R. Yingu (Valle del Inn)

Función: Punto HO (Agua) del meridiano del R (5 elementos). Es un punto DOMINANTE.
Situación: Está en el final interno del pliegue de flexión de la rodilla (hay que flexionar la rodilla), a la altura del punto 54 V y el 8 H.
Síntomas: La rodilla duele y no se puede doblar. Dolor abdominal y trastornos gastrointestinales. Hemorroides. Dolor de útero y cadera. Prurito vulvar. Impotencia. Disuria con micciones dolorosas. Dolor de pene. Artritis de rodilla.
Acupuntura: Perpendicular, a 3 fen de profundidad.
Moxas: 3 veces.

• 11 R. Henggu (Hueso transverso - Pubis)

Función: Punto maravilloso del Vaso Tchrong-Mo.
Situación: Borde superior del pubis, a media distancia de la línea media.

Síntomas: Fuertes dolores lumbares. Debilidad. Inflamaciones de los ojos. Impotencia, frigidez. Dolores en la pelvis. Vaginismo.
Acupuntura: Prohibida.
Moxas: 3 veces.

• **12 R. Dahe (Suprema austeridad)**

Función: Es también un punto del vaso Tchrong-Mo. Al mismo vaso le pertenecen los puntos 12 al 21 R, inclusives.
Situación: A 1 distancia por encima del borde superior del pubis y a media de la línea media.
Síntomas: Inflamación de los ojos. Dolor en el pene. Conjuntivitis aguda. Leucorrea.
Acupuntura: A 3 fen de profundidad.
Moxas: 5 veces.

• **13 R. Qixue (Punto de la Energía)**

Función: Punto Tchrong-Mo.
Situación: A 2 distancias por encima del borde superior del pubis, a media de la línea media.
Síntomas: Acción sobre la hipófisis y el ovario (según De la Fuye). Inflamación y dolor en los ojos. Diarreas continuas. Anexitis. Dismenorrea. Inflamación de ovarios. Nefritis. Debilidad.
Acupuntura: A 3 fen de profundidad (1cun).
Moxas: 5 veces.

• **14 R. Qixue (Depósito de la esencia)**

Función: Punto del Tchrong-Mo.
Situación: A 3 distancias por encima del borde superior del pubis, a media distancia de la línea media.

Síntomas: Nefritis. Pielitis. Cataratas. Fuertes dolores infraumbilicales. Esterilidad. Trastornos digestivos. Hernia.
Acupuntura: Perpendicular, a 3 fen de profundidad.
Moxas: 3 veces.

• **15 R. Zhongzhu (Corriente central)**

Función: Punto del vaso Tchrong-Mo.
Situación: A 1 distancia por debajo del nivel del ombligo, a media de la línea media.
Síntomas: Debilidad general. Espasmos vaginales y uterinos. Orquitis. Inflamación de las trompas y ovarios. Dolor en los ojos. Cataratas. Constipación. Retención de líquidos. Inflamación de los ovarios.
Acupuntura: Perpendicular, a 7 fen de profundidad (1 cun).
Moxas: 5 veces.

• **16 R. Huangshu (Asentimiento de los CENTROS VITALES)**

Función: Punto del vaso Tchrong-Mo.
Situación: En la horizontal que pasa por el centro del ombligo, a media distancia de la línea media.
Síntomas: Esterilidad. Conjuntivitis aguda. Gastralgia. Meteorismo. Uretritis. Ictericia. Congestión ocular. Espasmos.
Acupuntura: Perpendicular, a 0.5 de profundidad.
Moxas: 4 veces.

• **17 R. Shangu (Apartadero de los mercaderes)**

Función: Punto del vaso Tchrong-Mo.
Situación: A 2 distancias por encima de la horizontal del ombligo, a media de la línea media. A nivel del punto 10 VC.

Síntomas: Dolores en los ojos. Anorexia. Gastralgia. Hernia. Conjuntivitis. Ictericia.
Acupuntura: A 1 cun de profundidad.
Moxas: 3 veces.

• **18 R. Shuiguan (Barrera de piedra)**

Función: Punto del vaso Tchroang-Mo.
Situación: A 3 distancias sobre la horizontal del ombligo, a media distancia de la línea media, a nivel del punto 11 VC.
Síntomas: Anuria. Amenorrea con dolores. Conjuntivitis aguda. Meteorismo. Anuria. Amenorrea. Insomnio.
Acupuntura: Perpendicular, a un fen de profundidad.
Moxas: 3 veces.

• **19 R. Yindu (Capital del Inn)**

Función: Punto del vaso Tchrong-Mo.
Situación: A 4 distancias por encima de la horizontal del ombligo, a media distancia de la línea media, a nivel del 12 VC.
Síntomas: Dolor ocular. Amenorrea. Cataratas. Enfermedad del Riñón de origen frío-calor. Asma.
Acupuntura: Perpendicular, a 3 fen de profundidad.
Moxas: 3 veces.

• **20 R. Tonggu (Valle comunicante)**

Situación: A 5 distancias por encima de la horizontal del ombligo, a 3 distancias debajo del apéndice xifoides, a media distancia de la línea media, a nivel del 13 VC.

Síntomas: Vómitos. Cólicos. Diarrea. Locura. Rigidez en la nuca. Desviación de la boca. Enfisema pulmonar. Dilatación del estómago.
Acupuntura: Perpendicular, a 5 fen de profundidad.
Moxas: 5 veces.

• **21 R. *Youmen (Puerta secreta)***

Función: Punto del vaso Tchrong-Mo.
Situación: A 6 distancias por encima de la línea del ombligo, a 2 por debajo de la base del apéndice xifoides, a 0.5 de la línea media, a nivel del 14 VC.
Síntomas: Amnesia. Sialorrea. Tos. Inapetencia. Plenitud crónica a nivel de la pelvis. Meteorismo. Conjuntivitis. Dolor abdominal. Astenia. Enfisema pulmonar.
Acupuntura: A 5 fen de profundidad.
Moxas: 4 veces.

• **22 R. *Bulang (Galería del destino)***

Situación: En el 5º espacio intercostal, en la horizontal del apéndice xifoides, a 2 distancias de la línea media.
Síntomas: Obstrucción nasal. Tos. Disnea. Debilidad. Digestiones lentas. Bronquitis. Miedo. Asma.
Acupuntura: Oblicua, a 3 fen de profundidad (0.5 cun).
Moxas: 5 veces.

• **23 R. *Shenfeng (Consagración divina)***

Situación: En el 4º espacio intercostal, a nivel del mamelón, a 2 distancias de la línea media.
Síntomas: Inapetencia. Mastitis. Absceso en el seno. Anorexia. Nariz congestionada.

Acupuntura: Oblicua, a 3 fen de profundidad.
Moxas: 5 veces.

• **24 R. Lingxu (Vacío del Espíritu)**

Situación: En el 3er espacio intercostal, a 2 distancias de la línea media.
Síntomas: Trastornos psíquicos. Excitabilidad. Obstrucción nasal. Dolor intercostal.
Acupuntura: Oblicua, a 4 fen de profundidad.
Moxas: 5 veces.

• **25 R. Shencang (Tesoro de la divinidad)**

Situación: En el 2º espacio intercostal, a 2 distancias de la línea media.
Síntomas: Inapetencia, vómitos. Poca audición. Dolor de costado.
Acupuntura: Oblicua, a 2 o 4 fen de profundidad.
Moxas: 5 veces.

• **26 R. Yuzhong (En la duda-Centro brillante)**

Situación: En el 1er espacio intercostal, a 2 distancias de la línea media.
Síntomas: Acción sobre la parte alta del cuerpo y extremidades. Bronquitis. Pleuresía. Disfonía. Inapetencia. Asma. Miedo.
Acupuntura: Oblicua, a 4 fen de profundidad.
Moxas: 5 veces.

- *27 R. Shufu (Taller de los asentimientos)*

Situación: Debajo de la clavícula, en un hueco, a 2 distancias de la línea media.
Síntomas: Tos. Disnea crónica. Asma. Insomnio. Dolor de tórax.
Acupuntura: Oblicua, a 4 fen de profundidad.
Moxas: 5 veces.

CAPÍTULO 17

Meridiano del Vaso de la Concepción

(Jenn-mo o Ren Mai)

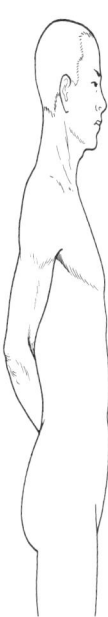

Horario: No tiene.
Pulso: No tiene.
Número de puntos: 24, sobre la línea media anterior.
Energía: Ascendente.
Punto de apertura o comando: 7 P (Lieque). Activa su función.
Trayecto: Empieza en el periné, subiendo por la línea media anterior y finaliza en el mentón. Según el Su-wen, empieza en los pelos del pubis, encima del punto 3 VC, sube por la línea media anterior hasta las encías y se conecta con el 4 E.
Función: No representa ningún órgano, su trayecto representa tres partes: La primera va desde el ombligo (8 VC), con una relación

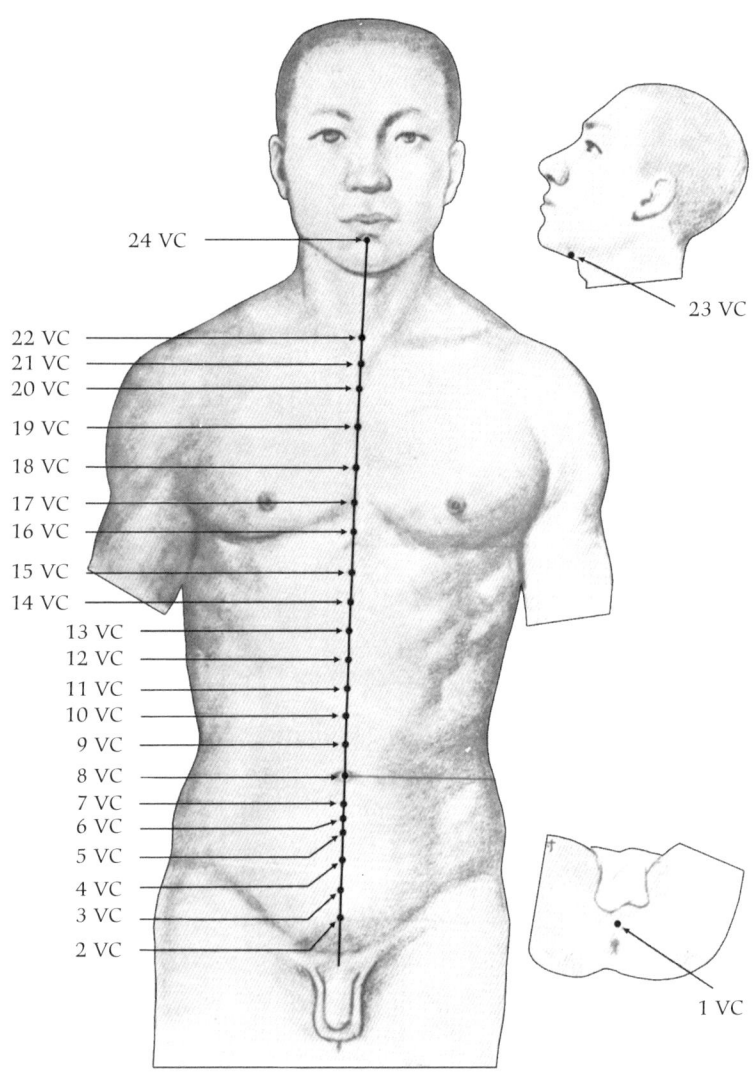

Figura 66. Meridiano del Vaso de la Concepción

con las funciones genitourinarias. La 2ª, desde el ombligo al apéndice xifoides, con las funciones digestivas; y la tercera, desde el apéndice xifoides al mentón con las funciones respiratorias.

Este meridiano es uno de los ocho vasos maravillosos, formando con el TOU-MO la pequeña circulación de energía. Su función REGULADORA es de gran importancia para la regulación energética del organismo.

Síntomas de alteración: Leucorrea. Hernias.
Síntomas de vacío: Prurito abdominal.
Síntomas de exceso: Piel del abdomen dolorosa.
Vasos secundarios: El VC recibe los siguientes vasos secundarios:
   En el 1 VC, del VG y del vaso Tchrong-Mo.
   En el 2 VC del meridiano del H.
   En los puntos 3 y 4 VC de los meridianos del BP, H y R.
   En el 7 VC del meridiano del R y del vaso Tchrong-Mo.
   En el punto 10 VC del meridiano del BP.
   En el 12 VC de los meridianos del I D, TR y del E.
   En el 13 VC del ID y del E.
   En el punto 17 VC de los meridianos del BP, R, ID y TR.
   Los puntos 22 y 23 VC son puntos comunes con el vaso Inn-Oe.
   En el 24 VC de los meridianos del IG, E y VG.
   Otros vasos secundarios lo conectan con 4 E, 1 y 21 VG.
Punto de comando: Al no poseer este meridiano puntos ni de tonificación ni de sedación, para actuar sobre él, se lo activará por medio de su PUNTO MAESTRO 7 P, punturado sinérgicamente con el punto 8 R, punto maestro, a su vez, del vaso Inn-Tsiao-Mo.

• 1 VC. Huiyin (Reunión de los Inn)

Función: Punto de reunión con el VG y el vaso Tchrongmo.
Situación: En la línea media del periné, delante del ano.

Síntomas: Anuria. Debilidad. Hemorroides. Prurito anal. Afecciones Inn. Amenorrea. Hígado. Cabeza. Enfermedades de los genitales. Eyaculación precoz.
Acupuntura: Prohibida.
Moxas: 3 veces.

• *2 VC. Qugu (Hueso curvo, pubis)*

Función: Punto de reunión con el meridiano del hígado.
Situación: En la línea media anterior, en el borde superior del pubis.
Síntomas: Falta de energía. (VACÍO de los órganos). Impotencia. Uretritis. Espermatorrea. Endometritis. Reglas irregulares.
Acupuntura: 5 fen de profundidad.
Moxas: 5 veces.

• *3 VC. Zhongji (Cenit del medio)*

Función: Punto de ALARMA (Heraldo) del meridiano de la V. Punto de reunión con los meridianos del BP, R, e H.
Situación: En la línea media anterior, a 1 distancia por encima del borde superior del pubis.
Síntomas: Agotamiento. Incontinencia urinaria. Esterilidad masculina. Prurito vulvar. Prolapso uterino. Prostatitis. Desviaciones del útero. Amenorrea. Leucorrea.
Acupuntura: Perpendicular, a 7-8 fen de profundidad.
Moxas: 10 veces.

• *4 VC. Guanyuan (Origen de la barrera)*

Función: Punto de ALARMA (Heraldo) del meridiano del ID. Punto de reunión con los meridianos Inn de las

	piernas, BP, H y R. Su punto propio de asentimiento es el 26 V.
Situación:	En la línea media anterior, a 2 distancias por encima del borde superior del pubis y 3 por debajo del ombligo.
Síntomas:	Útero desviado, esterilidad. Vértigo. Espermatorrea. Insomnio. Impotencia. Diarrea. Hematuria. Contracción del útero. Frío y agotamiento en la mujer. Vacío de los viejos.
Acupuntura:	10-12 fen de profundidad.
Moxas:	5 veces.

• 5 VC Shimen *(Puerta de las piedras)*

Función:	Punto de ALARMA (Heraldo) del meridiano del TR.
Situación:	Línea media anterior, a 2 distancias por debajo del ombligo y a 3 por encima del pubis.
Síntomas:	Debilidad. Dismenorrea. Hemorragia post parto. Dispepsia. Disuria. Hematuria. Asma. Tos quitinosa. Apendicitis. Su punción puede provocar la expulsión de cálculos urinario.
Acupuntura:	Perpendicular, a 6 fen de profundidad.
Moxas:	15 veces.

• 6 VC. Qihai *(Mar de la energía)*

Situación:	En la línea media anterior, a 1 distancia y media, debajo del ombligo. Su propio punto de asentimiento es el 24 V (Qihaishu).
Síntomas:	Dismenorrea. Leucorrea. Asma. Disnea. Cansancio. Meteorismo. Inapetencia. Hemorroides. Trastornos urinarios. Esterilidad, impotencia. Todos los vacíos. Insomnio. Vértigo Hinchazón del abdomen. Agotamiento energético. Vómitos. Disnea. Falta de sangre. Espermatorrea nocturna.

Acupuntura: Perpendicular, a 8 fen de profundidad.
Moxas: 15 veces.

• 7 VC. Yinjiao (Cruce de los Inn)

Función: Punto de ALARMA SEXUAL del meridiano TR. Punto de reunión con los meridianos del R, MC, TR y con el vaso Inn-Oe.
Situación: En la línea media anterior, a 1 distancia debajo del ombligo.
Síntomas: Prurito vulvar. Reglas irregulares. Enfermedades nerviosas. Retención de la orina. Psicosis. Meteorismo. Angina. Espasmos abdominales. Hernia. Lengua con grietas.
Acupuntura: Perpendicular a 8 fen de profundidad.
Moxas: 10 veces.

• 8 VC. Chen-Koann (Barrera divina)

Situación: En el centro del ombligo.
Síntomas: Enfermedades ginecológicas agudas. Prolapso rectal. Ascitis. Meteorismo. Diarrea. Disentería.
Acupuntura: Prohibida.
Moxas: 3 veces.

• 9 VC. Shuifen (División de las aguas)

Situación: Línea media anterior, a 1 distancia por encima del ombligo.
Síntomas: Especial para la ascitis. Fístulas crónicas. Dolor abdominal. Meteorismo. Edema. Anorexia. Obesidad.
Acupuntura: Perpendicular, a 8 fen de profundidad.
Moxas: 50 veces.

• **10 VC. Xiawan (Estómago inferior)**

Función: Punto de reunión con el meridiano del BP.
Situación: En la línea media anterior, a 2 distancias por encima del ombligo.
Síntomas: Meteorismo. Inapetencia. Anorexia. Enteritis.
Acupuntura: Perpendicular, a 8 fen de profundidad.
Moxas: 50 veces. Prohibidas en las embarazadas.

• **11 VC. Tsienn-Li (Pueblo establecido)**

Situación: Línea media anterior, a 3 distancias encima del ombligo.
Síntomas: Dolor precordial. Inapetencia. Meteorismo. Dolor en la región del ombligo. Dispepsia. Ascitis. Mala digestión.
Acupuntura: Perpendicular, a 5 fen de profundidad.
Moxas: 5 veces. Pohibidas en las embarazadas.

• **12 VC. Zhongwan (Granero central)**

Función: Punto de ALARMA del meridiano del E. Punto de reunión con los meridianos: P, H, MC, TR, ID y con el vaso Inn-Oe y Tchrong-Mo.
Situación: En la línea media anterior, a 4 distancias encima del ombligo, en la mitad de la línea que va desde el ombligo a la punta del esternón.
Síntomas: Todas las enfermedades gástricas. Nauseas. Vómitos. Dolores precordiales. Extrasístole. Vómitos del embarazo. Hipo. Cólera. Afecciones intestinales.
Acupuntura: Perpendicular, a 8 fen o 1 T'sun de profundidad.
Moxas: 10 a 100 veces.

• 13 VC. Shangwan (Granero superior)

Función: Punto de reunión con los meridianos del ID, E, TR, MC y con los Inn-Oe y Tchrong-Mo.
Situación: Línea media anterior, a 2 distancias por debajo del apéndice xifoides, a 3 por debajo de la punta del esternón.
Síntomas: Estados de excitación, miedo. Epilepsia. Dolores precordiales. Tuberculosis. Úlcera gástrica. Inapetencia. Epilepsia.
Acupuntura: Perpendicular, a 8 fen de profundidad
Moxas: De 10 a 100 veces.

• 14 VC. Juque (Gran barrera-Puerta de los sentimientos)

Función: Punto de ALARMA del Corazón.
Situación: Línea media anterior, a 1 distancia por debajo de la punta de la apófisis xifoides, o a 2 debajo de la punta del esternón.
Síntomas: Síncope durante el embarazo. Psicosis. Miedo. Tos quitinosa. Sensación de plenitud torácica. Dolor precordial.
Acupuntura: Oblicua hacia abajo, a 6 fen de profundidad.

• 15 VC. Shenfu (Cola de paloma-Depósito psíquico).

Función: Punto HERALDO de los órganos sexuales. Regula las grasas (Su-wen).
Situación: Bajo la punta del apéndice xifoides o a 1 distancia por debajo de la punta del esternón.
Síntomas: Convulsiones infantiles. Debilidad mental. Miedo Neurastenia. Inquietud. Amnesia. Esquizofrenia paranoide. Dolor precordial. Asma. Enfisema. Hipo. Globo histérico.
Acupuntura: Oblicua hacia abajo, a 3 fen de profundidad.
Moxas: Prohibidas.

• 16 VC. Zhongting (Pabellón central)

Situación: Línea media anterior, en la punta del esternón, a nivel de la inserción del apéndice xifoides.
Síntomas: Náuseas. Vómitos. Plenitud torácica. Congestión pulmonar. Disnea. Pleuresía. Disfagia. Asma. Vómitos.
Acupuntura: Oblicua hacia abajo, a 3 fen de profundidad.
Moxas: 3 a 5 veces.

• 17 VC. Shanzhong (Mitad del pecho)

Función: Punto de ALARMA Respiratorio del meridiano del TR. Hay vasos secundarios que lo conectan con los meridianos del C, ID, R, MC, TR, H, P, IG, BP, y también con los vasos Yang-Tsiao-Mo, Tchrong-Mo e Inn-Oe.
Situación: Línea media anterior, a 1 distancia y media de la punta del esternón, a nivel de la horizontal que pasa por los pezones, en el 4º espacio intercostal.
Síntomas: Trastornos energéticos por exceso o carencia. Mastitis. Tos quitinosa. Asma nocturna. Hipo.
Acupuntura: Prohibida.
Moxas: 10 veces.

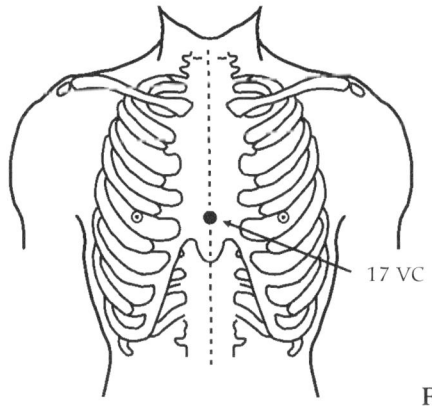

Figura 67

• 18 VC. Yutang (Sala de jade)

Situación: Línea media anterior, a 3 distancias encima de la punta del esternón, a nivel del 3er espacio intercostal.
Síntomas: Tos. Disnea. Asma. Vómitos. Bronquitis.
Acupuntura: Perpendicular, a 3 fen de profundidad.
Moxas: 5 veces.

• 19 VC. Zigong (Palacio de púrpura)

Situación: Línea media anterior, a 4 distancias y media por encima de la punta del esternón, a igual distancia por debajo de la foseta esternal, a nivel del 2º espacio intercostal.
Síntomas: Angina de pecho. Espasmos esofágicos. Vómitos. Dolor de los costados. Sensación de que la energía sube a lo alto del cuerpo. Pleuritis.
Acupuntura: Oblicua, a 3 fen de profundidad.
Moxas: 6 veces.

• 20 VC. Huagai (Cobertura florida)

Situación: Línea media anterior, a 3 distancias de la foseta supraesternal, a nivel del borde superior de la segunda costilla.
Síntomas: Amigdalitis. Absceso paroamigdalino. Espasmos del esófago. Faringitis.
Acupuntura: Oblicua, a 3 fen de profundidad.
Moxas: 3 veces.

• 21 VC. Xuanji (Perla de jade)

Situación: Línea media anterior, a 1 distancia y media debajo de la foseta supraesternal.

Síntomas:	Tos quitinosa. Asma. Dolor de tórax. Amigdalitis. Abscesos en las amígdalas. Dispepsia. Congestión pulmonar.
Acupuntura:	Oblicua, a 3 fen de profundidad.
Moxas:	5 veces.

• 22 VC. Tiantu (Sendero celeste)

Función:	Punto de reunión con el meridiano del BP y el vaso Inn-Oe.
Situación:	Línea media anterior, en la foseta supraesternal, en el borde superior del esternón.
Síntomas:	Ronqueras. Absceso en las amígdalas. Adenitis cervical. Faringitis. Tumefacción de la tiroides y paratiroides. Laringitis. Asma. Disnea. Ictericia. Todo tipo de tos.
Acupuntura:	Perpendicular, a 3-5 fen de profundidad.
Moxas:	3 veces.

• 23 VC. Lianquan (Fuente incorrupta-Fuente lateral)

Función:	Punto de reunión con el meridiano del BP y el vaso Inn-Oe.
Situación:	Línea media anterior, por encima del cartílago tiroides, entre éste y el hueso hioides.
Síntomas:	Absceso del piso de la boca. Tos. Bronquitis. Disfonía. Sialorrea. Dificultad en la deglución. Edema sublingual.
Acupuntura:	Oblicua hacia arriba, a 1-3 fen de profundidad.
Moxas:	3 veces.

• 24 VC. Chengjiang (Recepción de líquidos)

Función: Punto de reunión con los meridianos del IG, E y VG.
Situación: Línea media anterior, en el hueco situado inmediatamente por encima del mentón.
Síntomas: Hemiplejia. Parálisis facial, inhibiciones del lenguaje, tartamudez. Tortícolis (muy importante). Parálisis facial. Diabetes. Caries. Trastornos mentales. Aftas en la boca.
Acupuntura: Perpendicular, a 2-3 fen de profundidad.
Moxas: 5 veces.

CAPÍTULO 18

Meridiano del Vaso Gobernador

(Dumai - Tumai)

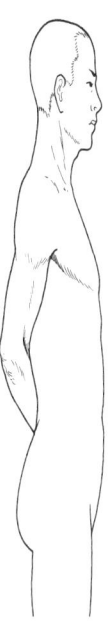

Horario: No tiene.
Pulso: No tiene.
Número de puntos: 28, sobre la línea media posterior.
Energía: Ascendente.
Trayecto: Empieza en la punta del coxis, asciende por la línea media posterior, sube al cráneo y baja por la frente, el dorso de la nariz, el labio superior y finaliza en la encía del maxilar superior.
Función: Tiene, desde el punto de vista embriológico, relación con el Sistema Nervioso Central (S.N.C.). Desde la punta del coxis hasta la 1ª vértebra dorsal, comanda la energía física y, relativamente, la energía psíquica.

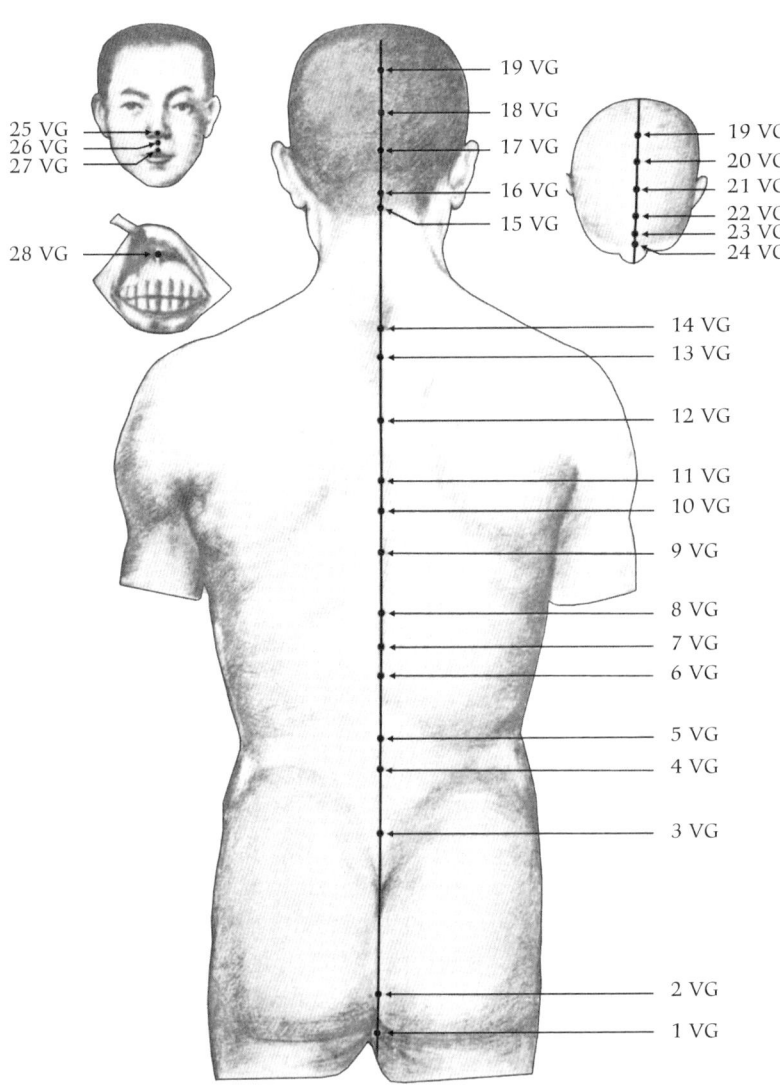

Figura 68. Meridiano del Vaso Gobernador

Junto con el meridiano VC, forman LA PEQUEÑA CIRCULACIÓN DE ENERGÍA, por lo que son colectores y reguladores respectivamente, de la energía sobrante de la GRAN CIRCULACIÓN.

Síntomas de alteración: Esterilidad. Sequedad de garganta. Hemorroides. Trastornos genitourinarios. Incontinencia. Dolor de vientre.

Síntomas de vacío: Cabeza abombada.

Síntomas de exceso: Poca flexibilidad de la columna.

Vasos secundarios: Recibe los vasos secundarios siguientes:
En el punto 1 VG, de los meridianos de la VB, R y VC.
En el 13 VG, el de la V.
En el 14 VG, de todos los yang.
Los puntos 15 y 16 forman parte del vaso Yangoe.
El 16 y 17 VG, del de la V.
En el 26 VG, de los meridianos de IG y E.
En el 20 VG de todos los Yang.
En 28 VG, de los del E y VC.
Otros vasos lo conectan con 11 y 12 V; 1 y 24 VC.

Punto de comando: Se actúa sobre él por medio de su punto maestro, que es el 3 ID, que se punturará en sinergia con el 62 V, punto maestro del vaso Yangsiaomo.

• *1 VG. Changgiang (Conocimiento de la fuerza)*

Función:	Punto de reunión con los meridianos del R, V, VB, H y VC. Es punto de pasaje con el VC, a través del punto Roe-Inn 1 VC.
Situación:	Línea media posterior, en la punta del coxis.
Síntomas:	Constipación. Miedo. Epilepsia. Locura. Estrabismo infantil. Prolapso del recto. Uretritis. Convulsiones. Cabeza abombada. Estreñimiento. Eyaculación precoz. Hemorroides crónicas.
Acupuntura:	Perpendicular, a 3 fen de profundidad.
Moxas:	25 veces.

- **2 VG. Yaoshu (ASENTIMIENTO DE LA REGIÓN LUMBAR)**

Situación: Línea media posterior, a nivel del 4º agujero sacro, encima de la articulación sacro-coxígea.
Síntomas: Amenorrea. Uretritis. Dolores de columna y muslos. Eczema anal. Rigidez para doblarse. Epilepsia. Este punto facilita el parto.
Acupuntura: Oblicua hacia arriba, a 5 fen de profundidad.
Moxas: 10 a 50 veces.

- **3 VG. Yaoyangguan (Barrera del Yang)**

Situación: Línea media posterior, bajo la apófisis espinosa de la 4ª lumbar.
Síntomas: Acción en la insuficiencia testicular. Contractura de piernas. Espermatorrea nocturna.
Acupuntura: Perpendicular, a 5 fen de profundidad.
Moxas: 3 veces.

- **4 VG. Mingmenn (Puerta de la vida)**

Situación: Línea media posterior, bajo la apófisis espinosa de la 2ª vértebra lumbar.
Síntomas: Agotamiento psicofísico. Espermatorrea nocturna. Disentería. Dolores lumbares irradiados al estómago. Epilepsia. Prolapso rectal. Impotencia. Senilidad precoz. Convulsiones infantiles. Miembros helados.
Acupuntura: Perpendicular, a 5 fen de profundidad.
Moxas: 25 veces.

- **5 VG. Xuanshu (Pilar suspendido)**

Situación: Línea media posterior, bajo la apófisis espinosa de la 1ª vértebra lumbar.

Síntomas: Dolor y rigidez lumbar. Disentería. Dispepsia.
Acupuntura: Oblicua hacia arriba, a 3 fen de profundidad.
Moxas: 3 veces.

• **VG. Jizhong (En el centro de la columna)**

Situación: Línea media posterior, bajo la apófisis espinosa de la 11ª vértebra dorsal.
Síntomas: Psicosis. Dolor de columna. Prolapso rectal. Ictericia. Escoliosis. Hemorroides. Epilepsia.
Acupuntura: Oblicua hacia arriba, a 5 fen de profundidad.
Moxas: Prohibidas.

• **7 VG. Zhongshu (Pivote medio)**

Situación: Línea media posterior, bajo la apófisis espinosa de la 10ª vértebra dorsal.
Síntomas: Visión disminuida. Dolor de espalda. Gastralgia. Dolor de tórax y en las vértebras lumbares.
Acupuntura: Prohibida.
Moxas: Prohibidas.

• **8 VG. Jinsuo (Contracción muscular)**

Situación: Línea media posterior, bajo la apófisis espinosa de la 9ª vértebra dorsal.
Síntomas: Rigidez de columna. Locura. Hernia discal. Psicosis.
Acupuntura: Oblicua hacia arriba, a 5 fen de profundidad.
Moxas: 3 a 7 veces.

• **9 VG. Zhiyang (Llegada del Yang)**

Situación: Línea media posterior, bajo la apófisis espinosa de la 7ª vértebra dorsal.

Síntomas: Dolores lumbares, dorsales y de los miembros. Plenitud torácica y disnea. Tos. Reumatismo. Atraso psicofísico. Gastralgia. Borborigmos. Astenia. Anorexia. Ictericia.
Acupuntura: Perpendicular o ligeramente oblicua, a 5 fen de profundidad.
Moxas: 5 veces.

• *10 VG. Lingtai (Terraza del espíritu)*

Situación: Línea media posterior, bajo la apófisis espinosa de la 6ª vértebra dorsal.
Síntomas: Insomnio. Neumonía. Tos. Asma. Bronquitis. Tuberculosis. Enfriamientos.
Acupuntura: Perpendicular o ligeramente hacia arriba, a 5 fen de profundidad.
Moxas: 2 a 4 veces.

• *11 VG. Shendao (Ruta divina)*

Situación: Línea media posterior, debajo de la apófisis espinosa de la 5ª vértebra dorsal.
Síntomas: Pérdida de memoria. Epilepsia. Estados depresivos. Inflamación del mentón y mejillas. Palpitaciones. Glaucoma.
Acupuntura: Prohibida.
Moxas: 20 veces.

• *12 VG. Shenzhu (Columna del cuerpo)*

Situación: Línea media posterior, bajo la apófisis espinosa de la 3ª vértebra dorsal.
Síntomas: Dolores dorsales y lumbares. Estado febril con delirio. Psicosis. Convulsiones. Locura. Asma.

	Bronquitis. Tendencia homicida. Astenia. Forúnculos. Epilepsia. Debilidad medular.
Acupuntura:	Ligeramente oblicua hacia arriba, a 5 fen de profundidad.
Moxas:	De 5 a 30 veces.

- **13 VG. Taodao (Vía de la mutación)**

Función:	Punto de reunión con el meridiano de la Vejiga.
Situación:	Línea media posterior, bajo la apófisis espinosa de la 1ª vértebra dorsal (torácica).
Síntomas:	Rigidez de la columna. Enfermedades febriles. Escalofríos. Insomnio. Estados depresivos. Disnea. Malaria.
Acupuntura:	Ligeramente oblicua hacia arriba, a 5 fen de profundidad.
Moxas:	5 veces.

- **14 VG. Dazhui (Gran vértebra)**

Función:	Punto de reunión de todos los meridianos YANG. Punto de sedación de la energía.
Situación:	Línea media posterior, bajo la apófisis espinosa de la 7ª vértebra cervical (la que más sobresale).
Síntomas:	Espasmos de espalda y brazos. Depresión. Debilidad. Tuberculosis pulmonar. Discopatía cervical. Acción sobre la tiroides. Esquizofrenia. Epilepsia.
Acupuntura:	Perpendicular, a 5 fen de profundidad.
Moxas:	Una por cada año de edad.

- **15 VG. Yamen (Puerta del mutismo)**

Función:	Punto del vaso Yang-Oe (punto de salida).

Situación: Línea media posterior, en la región occipital, en el límite de los cabellos, en la horizontal que pasa por la punta del mastoides, entre las apófisis espinosas de las vértebras atlas y axis.
Síntomas: Pérdida súbita de la voz. Epilepsia. Rigidez de la lengua, no puede hablar. Epistaxis. Cefaleas. Psicosis. Rigidez de la nuca. Faringitis.
Acupuntura: Perpendicular, a 2 fen de profundidad. NO más profundo.
Moxas: PROHIBIDAS.

- **16 VG. Fong-Fou (Taller de viento)**

Función: Punto de reunión con el meridiano de la V. Punto del vaso Yang-Oe.
Situación: Línea media posterior del cuello, justo bajo la base del occipital.
Síntomas: Lengua hinchada. Sordera. Apoplejía. Hemiplejia. Epilepsia. Todas las afecciones de la cabeza. Tortícolis. Miedo. Visión borrosa. Hipertensión. Manías suicidas. Dolor renal.
Acupuntura: Perpendicular, a 2-3 fen de profundidad (no más).
Moxas: PROHIBIDAS.

- **17 VG. Naohu (Puerta del cerebro)**

Función: Punto de reunión con el meridiano de la Vejiga.
Situación: Línea media posterior, en la región occipital, a una distancia y media por encima del 16 VG.
Síntomas: Acción sobre la hipófisis. Problemas cerebrales que afectan a la médula ósea. Cuello rígido y doloso. Insomnio. Epilepsia infantil. Cabeza abombada.
Acupuntura: Oblicua hacia atrás, a 3-4 fen de profundidad.
Moxas: PROHIBIDAS.

• 18 VG. Quiangjian (Lugar de la fuerza)

Situación: En la línea media posterior, región occipital, a una distancia y media por encima del 17 VG y a 4 distancias del límite posterior de los cabellos.
Síntomas: Insomnio. Depresión. Locura. Fuertes dolores de cabeza. Tortícolis. Psicosis.
Acupuntura: Oblicua hacia atrás, a 2 fen de profundidad (0.5c).
Moxas: 5 a 7 veces.

• 19 VG. Jiaochong (Eminencia posterior de la cabeza)

Situación: Línea media posterior, región occipital, a una distancia y media por encima del 18 VG, y a cinco y media del límite posterior de los cabellos.
Síntomas: Psicosis. Transpiración abundante. Visión turbia. Congestión cerebral. Rigidez de cuello. Prolapso rectal. Apoplejía. Dolores de cabeza frontales y en el vertex. Psicosis.
Acupuntura: Oblicua hacia atrás, a 2-4 fen de profundidad.
Moxas: 5 veces.

• 20 VG. Baihui (Las cien reuniones)

Función: Punto de reunión de todos los meridianos Yang.
Situación: En la línea media del cráneo, donde se une con la línea que pasa por el eje vertical del pabellón de la oreja, a 5 distancias del límite anterior de los cabellos y a 7 del límite posterior.
Síntomas: Palpitaciones. Obstrucción nasal. Anosmia. Rinitis. Acufenos. Excitación. Depresión. Falta de concentración. Insomnio. Anemia cerebral. Tartamudez. Debilidad del sistema nervioso. Amnesia.
Acupuntura: Oblicua hacia atrás, a 2-4 fen de profundidad.
Moxas: 6 a 25 veces.

- **21 VG. Qianding (Eminencia anterior)**

Situación: En la línea media del cráneo, a una distancia y media por delante del 20 VG.
Síntomas: Obstrucción nasal. Rinorrea. Sinusitis. Anemia cerebral. Convulsiones infantiles. Visión borrosa. Pólipos nasales.
Acupuntura: Oblicua hacia atrás, a 1-4 fen de profundidad.
Moxas: 3 a 50 veces.

- **22 VG. Xinhui (Reunión del frontal)**

Situación: En la línea media del cráneo, a nivel de la depresión de la fontanela anterior, a 2 distancias por detrás del límite anterior de los cabellos y a una y media del 21 VG.
Síntomas: Obstrucción nasal. Anosmia. Epistaxis. Cefalea. Apoplejía con afasia. Trastornos motores de los ojos. Exceso de sueño.
Acupuntura: A 1 fen de profundidad. Prohibido en niños.
Moxas: 3 veces.

- **23 VG. Shangxing (Estrella superior)**

Situación: En la línea media craneal, a 1 distancia detrás del límite de los cabellos y a una del punto 22 VG.
Síntomas: Congestión facial. Rinitis. Cefaleas. Trastornos mentales. Fiebres.
Acupuntura: Oblicua hacia atrás, a 3 fen de profundidad (o sangrar).
Moxas: 4 veces.

• 24 VG. Shenling (Palacio divino)

Función: Punto de reunión con el meridiano de la Vejiga.
Situación: En la línea media craneana, a media distancia detrás del límite de los cabellos y a media del punto 23 VG.
Síntomas: Pólipos nasales. Insomnio. Epilepsia. Inflamaciones oculares. Rinitis. Excitación: punzar del 21 al 24 VG. Locura.
Acupuntura: Prohibida.
Moxas: 6 veces.

• 25 VG. Sulian (Orificio simple)

Situación: En la línea media nasal, en la punta de la nariz.
Síntomas: Obstrucción nasal (su punción provoca el vómito en los alcohólicos). Pólipos. Epistaxis. Insomnio. Ulceración nasal.
Acupuntura: Oblicua, a 2 fen de profundidad.
Moxas: Prohibidas.

• 26 VG. Renzhong (Zanja para el agua)

Función: Punto de reunión con los meridianos del IG y E. Punto de REANIMACIÓN.
Situación: En el surco nasolabial, debajo de la nariz.
Síntomas: Dolor y rigidez de columna. Inflamación de labios y cara. Parálisis facial. Rinorrea. Anosmia. Diabetes. Convulsiones infantiles. Halitosis. Atonía muscular de ojo y boca.
Acupuntura: Oblicua hacia arriba, a 3 fen de profundidad.
Moxas: 4 veces.

• 27 VG. Duiduan *(Doctrina conforme al cielo)*

Situación: En la extremidad inferior del surco nasolabial, en el borde superior del labio.
Síntomas: Obstrucción nasal. Diabetes. Rigidez labial. Vómitos.
Acupuntura: Perpendicular, a 2 fen de profundidad.
Moxas: 3 veces.

• 28 VG. Yinjiao *(Cruce del Inn)*

Función: Punto de reunión con los meridianos del E y VC.
Situación: En la encía del maxilar superior, entre los incisivos medios superiores.
Síntomas: Rigidez del cuello, tortícolis. Eczema crónico de la cara. Obstrucción nasal. Pólipos. Rinitis. Dolor en la frente.
Acupuntura: Puntura oblicua hacia arriba, a 2 fen de profundidad.
Moxas: 2 veces.

CAPÍTULO 19

Los Vasos Maravillosos o Vasos Extraordinarios

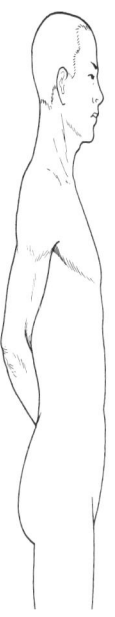

Los Meridianos extraordinarios, son llamados también Vasos curiosos o Vasos maravillosos. Estos Meridianos existen aparte de los meridianos principales.

Se hacen evidentes en estados patológicos y no tienen puntos de sedación, tonificación, alarma, etc.

Tienen un PUNTO MAESTRO que los abre, es su punto comando. Tampoco tienen puntos propios porque los toman de otros meridianos. Su trayecto, es bilateral, salvo el TOU-MO, el INN-MO y el TAE-MO.

Son ocho: cuatro yang y cuatro inn, dispuestos por pares de igual naturaleza, es decir hay dos pares de vasos Yang y dos pares de vasos Inn.

Vasos maravillosos inn:

1. Tchrong-Mo (Vaso desobstructor).
   Punto Maestro: 4 BP Sanyinjiao.
2. Inn-Oe (Vaso Conservador de los INN).
   Punto Maestro: 6 MC Neiguan.
3. Jenn-Mo (Vaso Concepción).
   Punto Maestro: 7 P Lieque.
4. Inn-Tsiao-Mo (Vaso Acelerador de los Inn).
   Punto Maestro:6 R Zhaohai.

Vasos maravillosos yang:

1. Tae-Mo (Vaso Cintura). Punto Maestro: 41 VB Zulinqi.
2. Yang-Oe (Vaso Conservador de los Yang).
   Punto Maestro: 5 TR Waiguan.
3. Tou-Mo (Vaso GOBERNADOR).
   Punto Maestro: 3 ID Houxi.
4. Yang-Tsiao-Mo (Vaso Acelerador de los YANG).
   Punto Maestro 62 V Jinmen.

Los vemos por pares:

Primer par:
1. (Vaso desobstructor) Tchrong-Mo: 4 BP Gongsun.
2. (Vaso conservador de los INN) Inn-Oe: 6 MC Neiguan.

Segundo par:
1. (Vaso de la cintura) Tae-Mo: 41 VB Linqi.
2. (Vaso conservador de los yang) Yang-Oe: 5 TR Wauguan.

Tercer par:
1. (Vaso Gobernador) Tou-Mo: 3 ID Houxi.
2. (Vaso Acelerador de los yang) Yang-Tsiao-Mo: 62 V Shenmai.

Cuarto par:
1. (Vaso concepción) Jenn-Mo: 7 P Lieque.
2. (Vaso Acelerador de los Inn) Inn-Tsiao-Mo: 6 R Zhaohai.

Para cada patología y según ésta sea, tendrá su vaso maravilloso. En el caso de Inn-Tsiao-Mo para los excesos de Inn; y Yang-Tsioa-Mo, para los excesos de yang.

Los Puntos Maestros también son simétricos:

	YANG	INN
Tae-Mo	41 VB Linqi	4 BP Gongsun
Yang-Oe	5 TR Waiguan	6 MC Neiguan
Tou-Mo	3 ID Houxi	7 P Lieque
Shenmai	62 V Yangsiao-Mo	6 R Zhaohai

Se puntura el Punto Maestro en tonificación y los puntos sintomáticos. Finalmente el punto maestro del vaso pareja en sedación.

El tratamiento de los vasos extraordinarios se usará en general para enfermedades crónicas.

Se aconseja NO empezar por primera vez con el tratamiento de uno de éstos vasos.

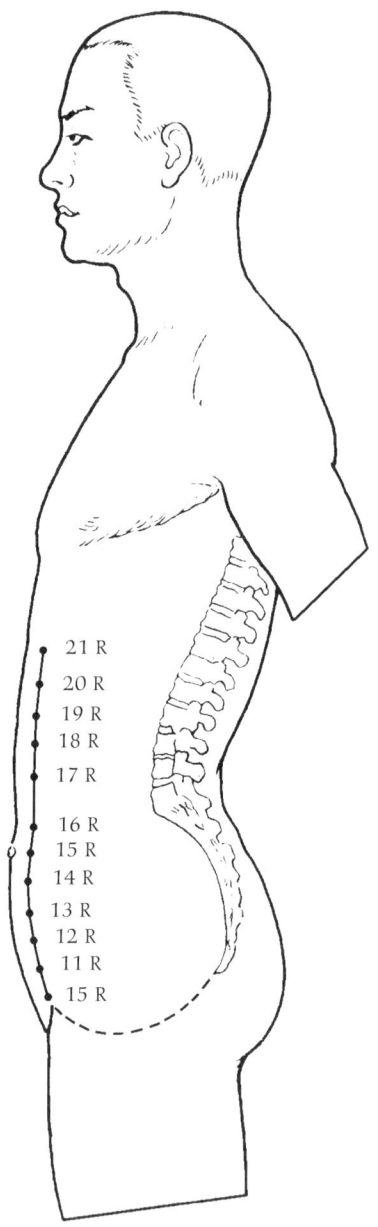

Vaso Maravilloso o Extraordinario
TCHRONG-MO

LOS VASOS MARAVILLOSOS O VASOS EXTRAORDINARIOS

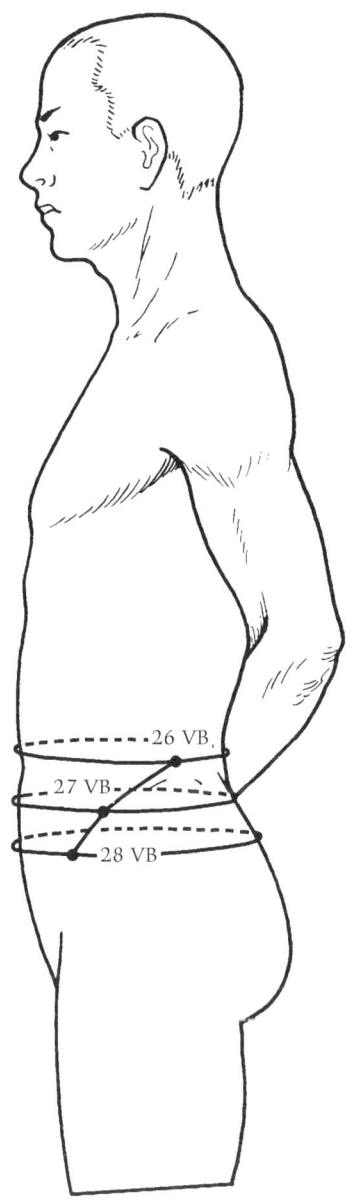

Vaso Maravilloso o Extraordinario
TAE-MO

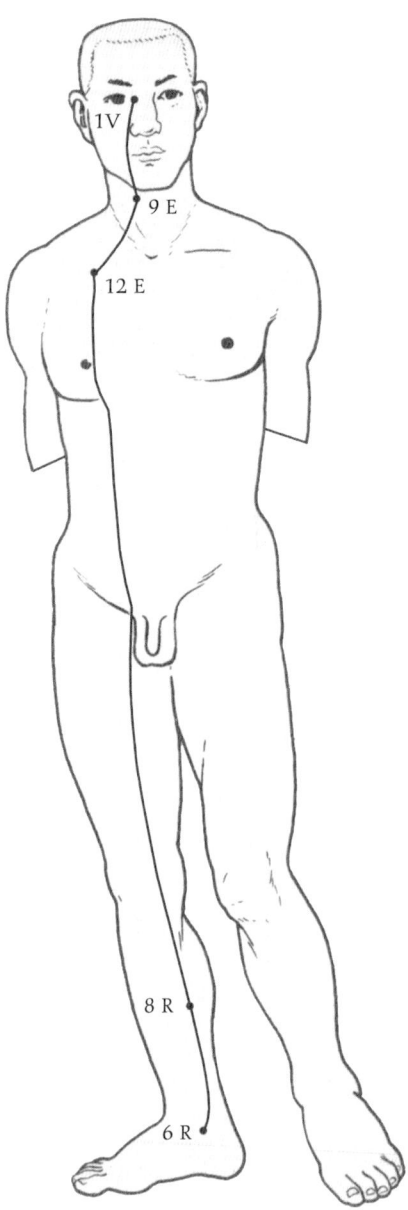

Vaso Maravilloso o Extraordinario
INN-TSIAO-MO

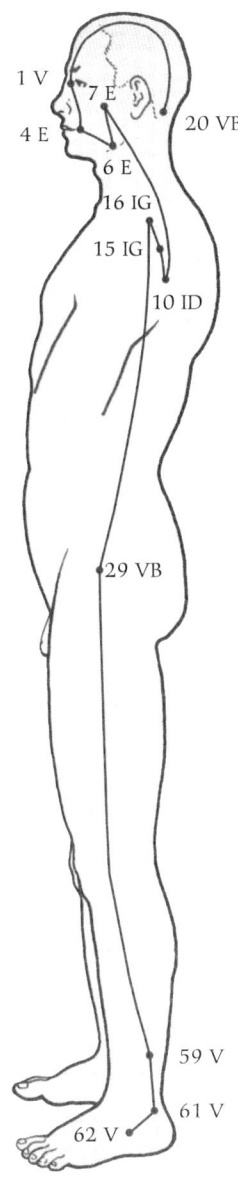

Vaso Maravilloso o Extraordinario
YANG-TSIAO-MO

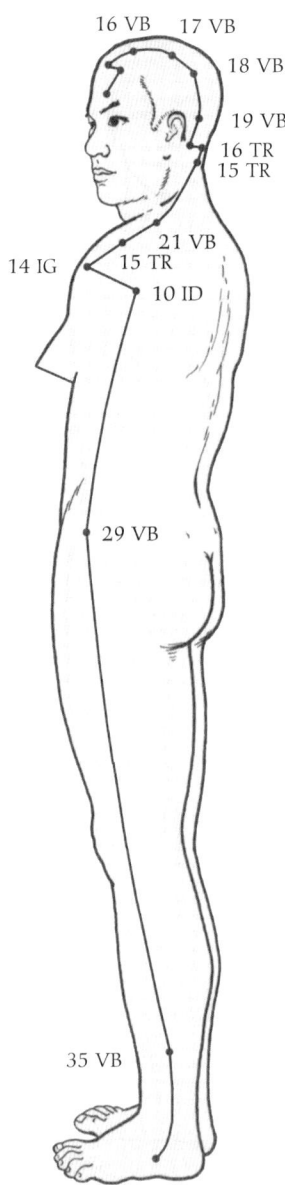

Vaso Maravilloso o Extraordinario
YANG-OE

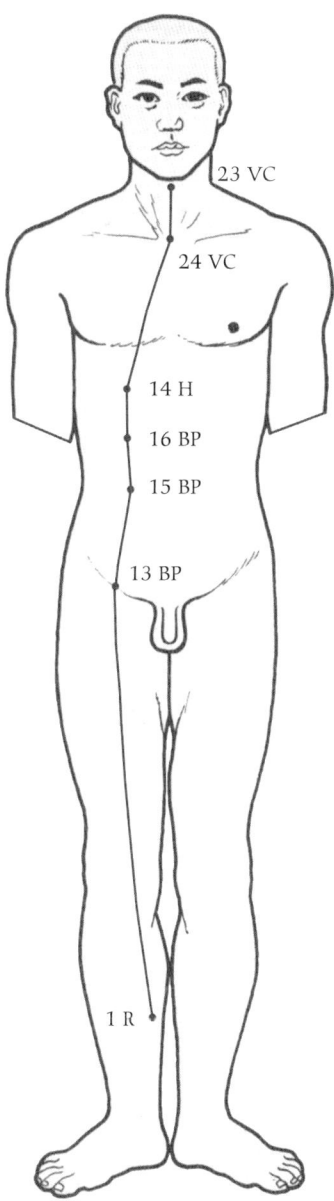

Vaso Maravilloso o Extraordinario
INN-OE

Índice

Prólogo 9

Capítulo I
BREVE HISTORIA DE LA ACUPUNTURA 11
   ¿Que es la Acupuntura? 12

Capítulo II
LA ENERGÍA 15

Capítulo III
LOS MERIDIANOS 21
   Meridianos Tendino Musculares 22
   Vasos secundarios 22
   Circulación de la Energía 23
   Puntos Chinos 24
   Teoría de los cinco elementos 26
   Tabla de correspondencias 26
   Ley de Generación 27

    Ley de Dominancia 28
    Puntos de los cinco elementos 30
    Su-wen 31

Capítulo IV
    REGLAS 35
        Esposo-Esposa 35
        Madre-Hijo 36
        Mediodía-Medianoche 36
        Plenitudes 37
        Localización de los puntos y medidas 38
        Pulsos Chinos 40
        ¿Cómo se siente el pulso? 41

Capítulo V
    MERIDIANO DEL INTESTINO GRUESO 45

Capítulo VI
    MERIDIANO DEL PULMÓN 57

Capítulo VII
    MERIDIANO DEL ESTÓMAGO 67

Capítulo VIII
    MERIDIANO DEL BAZO-PÁNCREAS 87

Capítulo IX
    MERIDIANO DEL MAESTRO CORAZÓN 99

Capítulo X
    MERIDIANO DEL TRIPLE RECALENTADOR SANJIAO 107

Capítulo XI
    MERIDIANO DEL INTESTINO DELGADO 119

Capítulo XII
    MERIDIANO DEL CORAZÓN 131

Capítulo XIII
    MERIDIANO DE LA VESÍCULA BILIAR 139

Capítulo XIV
    MERIDIANO DEL HÍGADO 163

Capítulo XV
    MERIDIANO DE LA VEJIGA 173

Capítulo XVI
    MERIDIANO DEL RIÑÓN 199

Capítulo XVII
    MERIDIANO DEL VASO DE LA CONCEPCIÓN ... 215

Capítulo XVIII
    MERIDIANO DEL VASO GOBERNADOR 227

Capítulo XIX
    LOS VASOS MARAVILLOSOS O
    VASOS EXTRAORDINARIOS 239